Yves Réquéna & Marie Borrel

DelikatesSEX

Originaltitel: »Délicatessex – Le meilleur de l'amour avex l'énergétique chinoise«
Copyright © Guy Trédaniel Éditeur 2007

Copyright der deutschen Ausgabe
© 2009 Verlag »Die Silberschnur« GmbH

ISBN: 978-3-89845-267-0

1. Auflage 2009

Übersetzung aus dem Französischen von Anja Schmidtke
Satz: Eins 64 GbR
Druck: Finidr, s.r.o. Cesky Tesin

Verlag »Die Silberschnur« GmbH · Steinstraße 1 · D-56593 Güllesheim

www.silberschnur.de · Email: info@silberschnur.de

Yves Réquéna & Marie Borrel

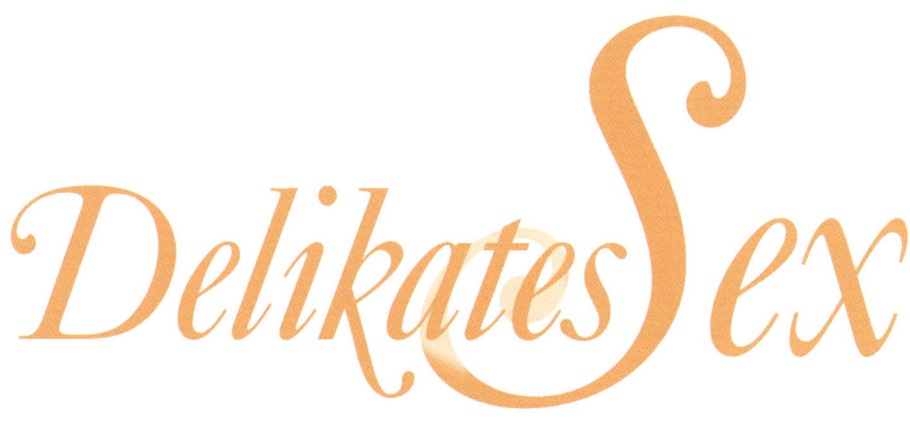

DelikateSex

Lust und Energie mit dem Tao der Liebe

Aus dem Französischen von Anja Schmidtke

//////////////////////////////// SILBERSCHNUR ////////////////////////////////

INHALTSVERZEICHNIS

Der Weg zur Erfüllung

Die Sexualität ist ohne Zweifel unser archaischster, ältester Trieb. Alle Tiere werden von ihm gelenkt und beeinflusst, auch wir Menschen. Sexualität kann aber auch ein Weg zur Erfüllung sein. Mit der sexuellen Befreiung, die wir seit den 70er Jahren in der westlichen Welt erleben, konnten wir einige Anstandsbarrieren aus dem Weg räumen, gleichzeitig wurden wir aber auch ziemlich verunsichert. Erfüllte Sexualität geht nicht zwangsläufig mit außergewöhnlichen Erfahrungen oder einer Menge Partnern einher, sondern vor allem mit persönlicher Erfüllung.

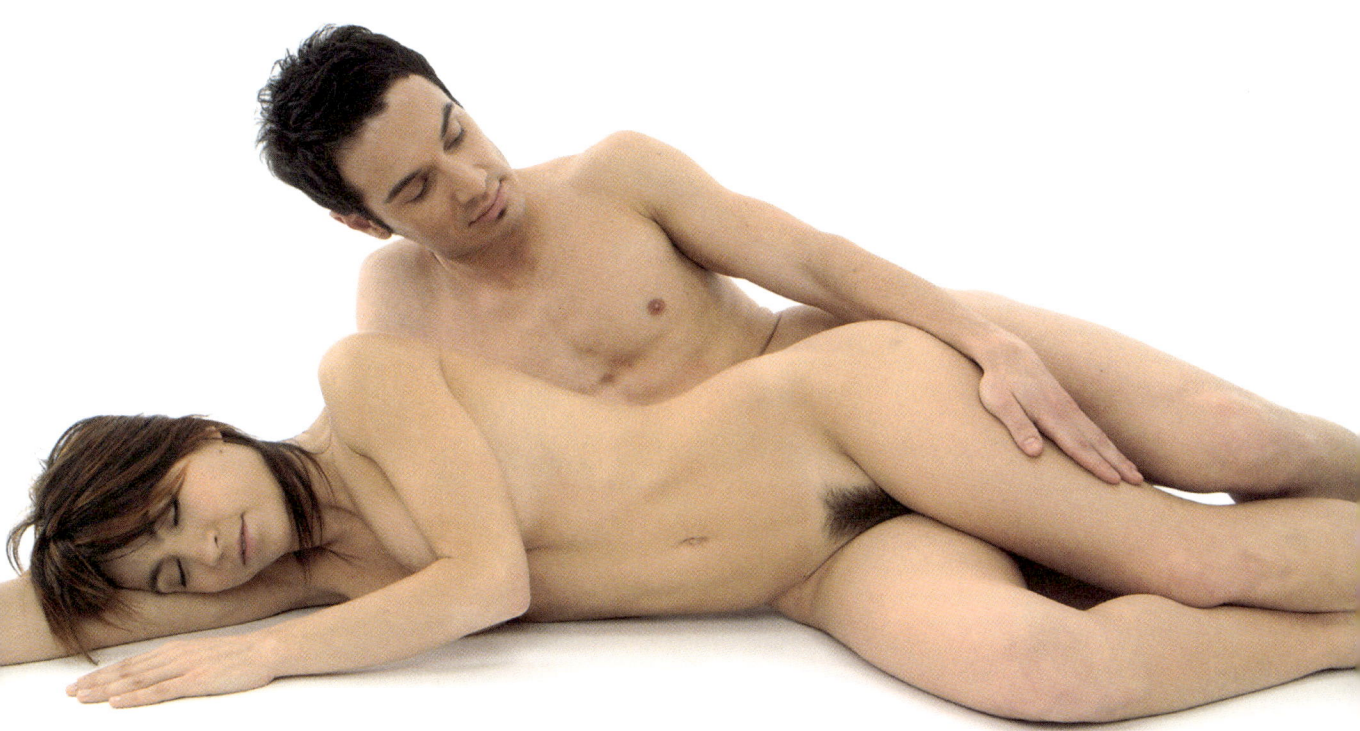

Wenn es ein Gebiet gibt, auf dem es keine strengen Regeln geben kann, dann die Sexualität. Was in einer Beziehung vor sich geht, bleibt den Augen der restlichen Welt verschlossen. Und was in ihrem geheimen Alkoven der Liebe passiert, erst recht. Die einzige Sex-Regel, die in der Intimität eines Paares ihren Platz hat, lautet: Beide Partner müssen auf ihre Kosten kommen. Keiner darf sich frustriert oder genötigt fühlen. Auf dieser Basis kann jeder seine Sexualität neu erfinden, andere Praktiken ausprobieren, mit neuen Erfahrungen experimentieren – in gegenseitigem Respekt und mit dem Wunsch, den anderen genauso zu verwöhnen wie sich selbst.

Der Westen und das große Schweigen

Ein dunkler Schleier liegt über der Sexualität in den westlichen Ländern, mehr als in den meisten anderen Gesellschaften dieser Welt. Sie ist ein Tabuthema, über das man außerhalb bestimmter Zusammenhänge kaum spricht und das immer noch als anstößig empfunden wird. Auch wenn sich unsere Auffassungen in dieser Hinsicht weiterentwickelt haben, auch wenn in den Schulen die Sexualkunde Einzug gehalten hat, schwebt bei der ersten Erfahrung mit Sex noch immer die Angst vor dem Unbekannten mit, die Aufregung über eine neue Welt, die es zu entdecken und zu erforschen gilt. Der Wunsch nach beiderseitigem Austausch und gegenseitiger Erfüllung kommt erst viel später.

Diese fehlende Kommunikation, diese mangelnde Schulung oder Initiation auf dem Gebiet der Sexualität erklärt teilweise, warum es uns im Westen so schwerfällt, eine wirklich erfüllte Sexualität zu haben. Aber noch vieles andere spielt hier mit hinein.

Stress und die verheerenden Folgen

Lärm, Rastlosigkeit, die ungebremste Hektik unserer Zeit, Überbelastung mit Arbeit und Aufgaben, Reizüberflutung, Strapazen der Stadt, Umweltverschmutzung, Bewegungsmangel, falsche Ernährung, übermäßiger Konsum von Alkohol und Tabak (wenn nicht noch andere Drogen mit im Spiel sind) – das ist der alltägliche Wahnsinn, in dem wir leben. All diese Angriffe und Spannungen verkrampfen unseren Körper. Am Feierabend fällt es uns schwer zu entspannen, loszulassen, unsere Muskeln und unseren Geist zur Ruhe kommen zu lassen. Die aufgestaute Spannung hat Auswirkungen auf unsere Sexualität, sowohl körperlich (Muskelverspannungen stören die Blutzirkulation im Genitalbereich, Stress wirkt sich direkt auf die Sekretion der Sexualhormone aus) als auch seelisch (es fällt uns schwer, Sorgen und Ängste loszulassen).

Wir leben in einer Umwelt voller visueller Reize: Bilder aus der Werbung, Fotos in Zeitschriften, das allgegenwärtige Fernsehen ... Der Imagekult ist zu einer echten Diktatur geworden. Frauen (und auch immer mehr Männer) glauben, sie müssten um jeden Preis jung und schlank bleiben, um begehrenswert zu bleiben. Die Männer glauben, sie müssten immer mehr Leistung bringen, um ihre Partnerin zu befriedigen. Und um wirklich glücklich zu sein, glauben Paare, sie müssten zu sexuellen Höchstleistungen in der Lage sein. Man überbietet sich gegenseitig im Bett. Diese allgegenwärtige Spannung führt zu einer Ängstlichkeit, die immer mehr zunimmt, denn wir fühlen uns natürlich weit von diesen Idealbildern entfernt. Einige reagieren darauf, indem sie ihre Angst komplett in die Suche nach sexueller Befriedigung projizieren und in eine Fantasiewelt abdriften, die so engmaschig und realitätsfern ist, dass sie sich immer weiter darin verlieren.

Zeit für eine Pause ...

Die Entwicklung unseres sexuellen Lebenswandels in den westlichen Gesellschaften hat den Männern noch zusätzlichen Stress beschert. Seit die Frauen die Empfängnisverhütung in die Hand genommen haben und ihre Lust genießen können, ohne Gefahr zu laufen, schwanger zu werden, sind sie auch immer anspruchsvoller geworden, und das vollkommen zu Recht. Einige Männer, besonders jüngere, fühlen sich dadurch allerdings noch mehr unter Druck gesetzt. Beim Sex mit Frauen sind sie deshalb viel gestresster und angespannter. Immer mehr Männer haben sogar echte Angst vor der weiblichen Welt, die ihnen wie ein fremder Planet vorkommt. Und einige (glücklicherweise nicht viele!) verzichten lieber auf Sex, statt das Risiko einzugehen, überfordert zu werden. Ganz zu schweigen von den Enttäuschten, sowohl Männern als auch Frauen, die beschließen, lieber enthaltsam zu sein, statt sich weiter wie ein Gegenstand »konsumiert« zu fühlen.[1]

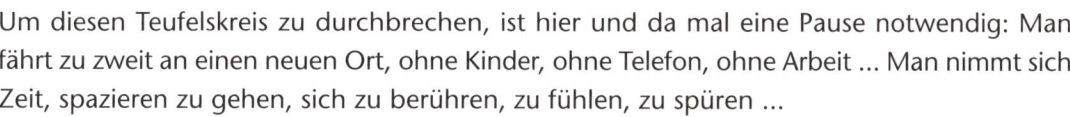

Um diesen Teufelskreis zu durchbrechen, ist hier und da mal eine Pause notwendig: Man fährt zu zweit an einen neuen Ort, ohne Kinder, ohne Telefon, ohne Arbeit ... Man nimmt sich Zeit, spazieren zu gehen, sich zu berühren, zu fühlen, zu spüren ...

[1] Dieses Thema wird in *La Révolution asexuelle* von Jean-Philippe de Tonnac [6] eingehend behandelt.

Oft genügt schon ein Wochenende, und die körperliche Bereitschaft für Sex kommt wieder. Unser Tastsinn, der leicht abstumpfen kann, wenn er nicht angeregt wird, erwacht wieder. Und wir nehmen uns Zeit, den anderen sowie seine geheimen Wünsche besser kennen zu lernen, um die Barrieren aus dem Weg zu räumen, die sich durch Missverständnisse aufgebaut haben.

Der Leistungs- und Schönheitskult

Unter den Fallen, die uns auf dem Weg zur sexuellen Erfüllung auflauern, ist eine, die besonders die Männer betrifft: der Kult der sexuellen Leistung. Männer sehen sich einer »Pflicht zum Erfolg« ausgesetzt, die sie zwingt, sich nur noch auf die Größe ihres Geschlechts und die Härte und Dauer ihrer Erektion zu konzentrieren. Dieses Klischee passt genau in das archetypische Bild des Kriegers und Jägers, der die Frau nimmt, wie in der Natur das Männchen das Weibchen nimmt. Die Fixierung auf die Größe des Geschlechts kann aber auch mit der Beziehung zusammenhängen, die der Mann als kleiner Junge zu seiner Mutter hatte. Einige sehr ödipale Mütter fördern unbewusst eine Konkurrenzbeziehung zwischen Vater und Sohn, und diese Konkurrenz kann sich manchmal auf die Größe des Geschlechts beziehen. Als Erwachsener läuft der Sohn Gefahr, auf dieser Stufe stehen zu bleiben und zu vergessen, seinen Sinnesreichtum und sein erotisches Können zu entfalten.

Die Frauen wiederum werden vom Schönheitskult tyrannisiert. Die Gesellschaft zwingt sie, den aktuellen Standards zu entsprechen (jung, schlang, fit zu sein usw.), um anderen zu gefallen. Manche Frauen denken selbst im Bett noch so und achten genau darauf, keine unvorteilhafte Stellung einzunehmen, oder versuchen, bestimmte Körperpartien zu verstecken. Dieser gesellschaftliche Druck hat besonders bei den Frauen Erfolg, deren Selbstbild und Selbstachtung in der Kindheit Schaden genommen hat, weil sie von den Eltern nicht genug wertgeschätzt wurden:

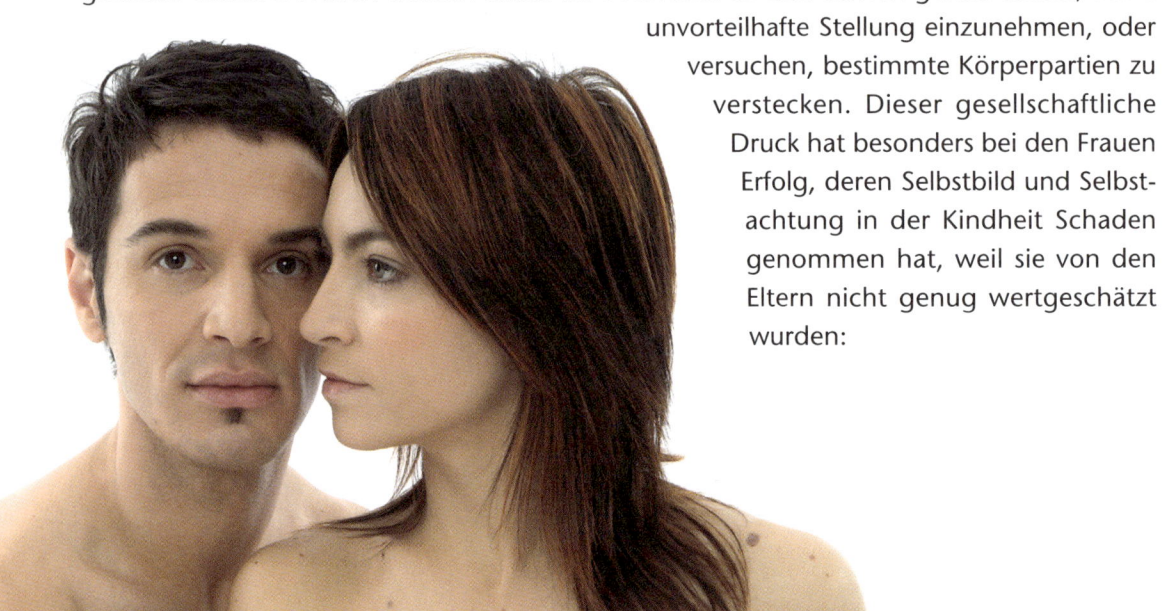

ein Vater, der sie nie als liebenswert anerkannte; eine Mutter, die ihnen den Zugang zu ihrer Weiblichkeit verwehrte und sie als Rivalin einstufte, sobald sie dem Kindesalter entwachsen waren ... Das ständige Bemühen der Frauen um gutes Aussehen ist ebenfalls auf ein archaisches Verhalten zurückzuführen: Das Weibchen setzt sich in Szene, um das Männchen anzulocken, wenn es sich in seiner fruchtbaren Phase befindet. Im einen wie im anderen Fall verstärken wir dieses steinzeitliche Verhalten noch durch eine psychologische Konstruktion, die vom gesellschaftlichen Druck zusätzlich untermauert wird. Als hochentwickelte und denkende Menschen sollten wir es doch eigentlich schaffen, uns davon zu lösen ...

Hormone und Libido

Von diesen psychologischen Fallen einmal abgesehen hängt mangelnde sexuelle Erfüllung manchmal auch mit einem Rückgang der Libido zusammen, die physiologische Ursachen hat. Wir verspüren nicht alle den gleichen Drang, Sex zu haben. Einige von uns haben eine schwächere oder empfindlichere Libido. Was auch immer die Ursache sein mag (durch den Lebenswandel oder hormonell bedingt) – es ist immer möglich, die Libido anzuregen, besonders mit den Mitteln der chinesischen energetischen Medizin.

Doch auch Menschen mit einer starken Libido können ab und zu durch äußere Faktoren schwächere Phasen haben: mehrere Geburten oder Dammschnitte bei der Frau, Antidepressiva oder bestimmte Hormonstörungen (Schilddrüsenunterfunktion, endokrine Erkrankungen usw.). Und beim Mann wie bei der Frau wirkt sich der regelmäßige Konsum von Alkohol und Tabak negativ auf den Sexualtrieb aus. Männer, die seit mehreren Jahren rauchen und regelmäßig Alkohol trinken, können Erektionsschwierigkeiten bekommen, vor allem starke Biertrinker, da Weizen voller Phytoöstrogene steckt – pflanzliche Hormone, die den weiblichen Östrogenen ähneln und die Wirkung der männlichen Sexualhormone neutralisieren.

Stress und die Verschmutzung der Städte verstärken all diese Probleme noch. Mehrere Studien haben gezeigt, dass die Luftverschmutzung zu Störungen der männlichen Fruchtbarkeit führt: 15 Prozent der Großstädter haben Zeugungsschwierigkeiten. Natürlich hat Unfruchtbarkeit nichts mit Impotenz zu tun. Aber Männer, die dieses Problem kennen, leiden meist an psycho-emotionalen Nachwirkungen, die sich störend auf ihre Männlichkeit auswirken. So entsteht allmählich eine Form der gesellschaftlichen Kastration, die dazu führt, dass Männer Versagensängste entwickeln.

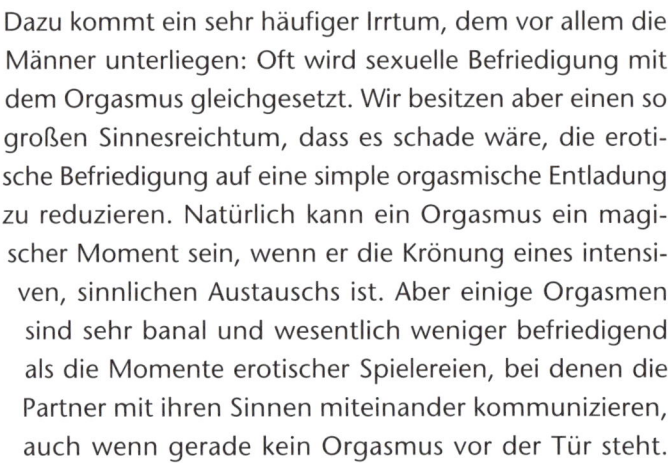

Dazu kommt ein sehr häufiger Irrtum, dem vor allem die Männer unterliegen: Oft wird sexuelle Befriedigung mit dem Orgasmus gleichgesetzt. Wir besitzen aber einen so großen Sinnesreichtum, dass es schade wäre, die erotische Befriedigung auf eine simple orgasmische Entladung zu reduzieren. Natürlich kann ein Orgasmus ein magischer Moment sein, wenn er die Krönung eines intensiven, sinnlichen Austauschs ist. Aber einige Orgasmen sind sehr banal und wesentlich weniger befriedigend als die Momente erotischer Spielereien, bei denen die Partner mit ihren Sinnen miteinander kommunizieren, auch wenn gerade kein Orgasmus vor der Tür steht. Diese Verwechslung trägt nur noch mehr zu den vorhandenen Problemen bei. Die Männer fixieren ihre gesamte Aufmerksamkeit auf ihren Orgasmus und den ihrer Partnerin, und vergessen dabei, die wunderbaren Momente bewusst zu erleben, die ihm vorausgehen oder folgen. Bei Frauen, die ja im Allgemeinen einen einfacheren Zugang zu ihrer Sinneswelt haben, macht sich dadurch manchmal eine seltsame Frustration breit, die auch ein Orgasmus nicht beheben kann. Manchmal glauben sie dann, dass sie selbst schuld sind, weil sie einfach nicht genug Sex-Appeal haben.

Sexuelle Freiheit ist nicht das, wofür man sie hält

In den vergangenen Jahrzehnten haben sich die westlichen Gesellschaften manchmal völlig bedenkenlos in die sexuelle Befreiung gestürzt. Die Frauen haben die Entscheidungsmacht über ihren Körper übernommen. Und eine ganze Generation ist einem weiteren Irrglauben aufgesessen: Am Ende dieser Befreiung sollte die sexuelle Erfüllung stehen. Doch weit gefehlt! Sexuell frei zu sein bedeutet nicht, sich gehen zu lassen und einfach alles auszuprobieren – so wie Glück nicht darin liegt, alles zu besitzen, auch wenn unsere Konsumgesellschaft uns das verkaufen will.

Mit unseren Fantasien können wir viel mehr anfangen, als bloß Situationen zu verwirklichen, die wir uns vorgestellt haben, um unsere Lust anzuregen, zumal das nur allzu oft in einer Enttäuschung endet. Fantasien sollen die Vorstellungskraft anregen, um unsere Lust zu verstärken. Einige überwinden damit ihre Hemmungen. Eine Frau zum Beispiel kann sich beim Sex in der Rolle einer Prostituierten sehen, weil dieses Bild ihr hilft, vorübergehend ihre sexuellen Schuldgefühle loszuwerden, oder weil sie mit der Fantasie eines begierigen Mannes ihre weiblichen Ur-Triebe entfachen kann. Genauso kann ein Mann sich vorstellen, ein Patient zu sein, der ans Bett gefesselt ist und von seiner Krankenschwester »belagert« wird, weil er sich einer Frau gegenüber weniger gehemmt fühlt, wenn er sie mit dem Bild einer Pflegerin überdecken kann. Im einen wie im anderen Fall wäre die Verwirklichung der Fantasie überhaupt nicht von Interesse. Die Schuldgefühle der Frau würden sich in einer realen Prostitutionssituation noch vervielfachen, und die Hemmungen des Mannes würden bei einer Frau noch verstärkt, die ihn bedrängt, auch wenn es sich um eine Krankenschwester handelte.

Unsere Fantasien entstehen im Verborgenen unserer Vorstellungskraft, und meist ist es besser, wenn sie dort auch bleiben. Nur Perverse können einen neurotischen Gefallen an der Verwirklichung ihrer Fantasien finden, für die anderen ist die Verwirklichung nicht besonders befriedigend. Wenn wir wiederum in einer sehr vertrauensvollen Beziehung leben, dann können wir unsere Fantasien dem anderen mitteilen, sie genau beschreiben und das imaginäre Szenario gemeinsam erleben, das dann beiden Partnern Lust bereitet. Die Verwirklichung einer Fantasie ist jedoch keinesfalls ein Beweis für sexuelle Freiheit. Menschen, die daran festhalten, machen sich zum Spielball einer psychischen Konditionierung, bis sie oft in einer ganz und gar nicht erfüllenden Neurose gefangen sind.

Orient und Okzident

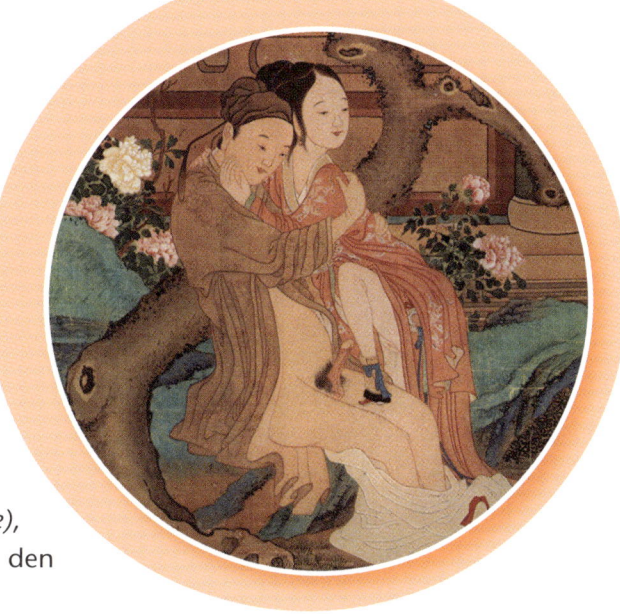

Das Verhältnis zur Sexualität ist in den östlichen Ländern ganz anders. Im Gegensatz zu unserer judeochristlichen Gesellschaft, die alles Körperliche mit Verboten und Tabus belegt hat, haben die traditionellen östlichen Gesellschaften den Körper und die Lust schon immer als etwas Gesundes und Natürliches betrachtet. Deshalb findet man in den großen philosophischen oder poetischen Texten dieser Regionen auch immer sexuelle Ratschläge, ob in China *(Tao der Liebe)*, Indien *(Tantra und Kamasutra)* oder sogar in den islamischen Ländern *(Tausendundeine Nacht)*.

Sexuelle Erfüllung ist nichts anderes als die Erfüllung des eigenen Selbst durch Sex. Weit von jeder neurotischen Fantasie oder Zerstreuung entfernt geht es hierbei darum, in der reichen Begegnung mit dem anderen noch mehr man selbst zu werden. Die Verwirklichung von Fantasien, wie sie in den westlichen Gesellschaften oft eingefordert wird, ist der falsche Weg, es ist ein steiniger Pfad, der nur in Enttäuschung oder Abstumpfung endet. Unbedingt originell beim Sex sein zu wollen ist meist nur ein Ausdruck von innerem Unwohlsein, von Begrenztheit.

Wir könnten eine Parallele zwischen Kunst und Sexualität ziehen: Jeder kann Lust haben, ein paar Farbkleckse auf Papier zu bringen, aber nicht jeder kann so auch ein Kunstwerk erschaffen. Ein Normalsterblicher wird seine persönlichen Probleme und Schwierigkeiten in sein Werk hineinprojizieren. Für den Künstler aber ist es ein Mittel, um die Stofflichkeit zu transzendieren und ein Kunstwerk zu erschaffen. Genauso verhält es sich mit der Sexualität: Für einige ist sexuelle Originalität nur ein Mittel, um nach außen zu projizieren und die innere Entfremdung zur Schau zu stellen.

Im Namen der Freiheit ist unsere Gesellschaft nachsichtig und tolerant geworden. Damit hat sie sich selbst viele Orientierungspunkte genommen. Einige Menschen, die zu Gefangenen ihrer Konditionierungen geworden sind, sind selbst Lustobjekte eines Verlangens, von dem sie beherrscht werden. Sie betrachten den anderen als Spiegelobjekt dieses tyrannischen Verlangens. Damit kommt es zu Begegnungen zwischen Objekten und nicht zwischen Subjekten. Sex wird zu einem Konsumgegenstand wie vieles andere auch. Dadurch, dass man den anderen (und sich selbst) als Lustobjekt sieht, kommt es zu einer weit verbreiteten Neurose: Man beraubt den anderen seiner Menschlichkeit und degradiert ihn zum Konsumgegenstand. Auch wenn weder sexueller Missbrauch noch Perversion im Spiel sind, ist der Rahmen, in dem eine solche Beziehung entsteht, verstörend und nimmt beiden Partnern jede Chance auf ein erfülltes Sexualleben.

Dies gilt besonders für den Einzug der Pornografie erst in die Kinos und dann in die Wohnzimmer durch Videos, Spielfilme und inzwischen auch das Internet, das auch jungen Menschen zugänglich ist, die noch nicht einmal die Pubertät erreicht haben. Hier liegt die Ursache für die Ängstlichkeit, ja sogar die Phobie einiger Jugendlicher vor Sexualität.

Von Generation zu Generation

Dazu kommt die Weitergabe zwischen den Generationen, durch die all diese Irrtümer noch verstärkt werden. Ob direkt durch die Erziehung oder durch die Prägung unserer Umwelt – wir sind mit der Vorstellung aufgewachsen, dass alles Körperliche schmutzig und Sexualität anstößig ist und unbedingt gezügelt werden muss. Immer öfter hört man von sexuellem Missbrauch und Inzest, was diese Auffassung natürlich noch verstärkt. All dies erschwert uns den Zugang zu einer erfüllenden, offenen und unbeschwerten Sexualität. Einer wahrhaft freien Sexualität.

Erwachsene erleben Masturbation voller Scham. Die Anschuldigungen, die so viele Eltern immer noch äußern, wenn sie ihre Kinder beim Masturbieren entdecken, vergrößern diese Scham nur noch. Trotz der positiven Entwicklung unserer sexuellen Auffassungen sind solche Situationen in der Erziehung immer noch weit verbreitet. Aber zu den Aufgaben von Eltern gehört es auch, ihren Kindern zu helfen, zu sexuellen und selbstständigen Individuen zu werden, die in der Lage sind, zu einer harmonischen Sexualität zu finden.

Wenn Jugendliche dann erwachsen werden, entkommen sie zwar der elterlichen Überwachung, nicht aber der gesellschaftlichen oder religiösen Zensur. So machen sie so gut es geht ihre ersten sexuellen Erfahrungen. Sie erforschen die Wege der Liebe im Dunkeln. Wenn sie Glück haben, treffen sie dort einen Partner, der eine erfülltere Sexualität hat, ihnen hilft, ihren sinnlichen Erfahrungsschatz zu erweitern, und sie manchmal sogar von ihren Blockaden und inneren Grenzen befreit. Aber um überhaupt so jemandem zu begegnen, ist es erst einmal wichtig, sich nicht innerlich darauf konditioniert zu haben, immer nur sein Ebenbild oder seine Ergänzung zu treffen: einen anderen, der von denselben Verboten und denselben Grenzen beherrscht wird, einen Partner, der dieses Gefangensein unbewusst ausnutzt. Zum Glück gibt es keine Altersbegrenzung für eine solche Begegnung. In dieser Hinsicht gibt es immer Hoffnung, von der Jugend bis ins fortgeschrittenste Alter.

Ein steiniger Weg

Unsere Konditionierung ist so allgegenwärtig, dass sie uns auch dann noch den Weg zur sexuellen Erfüllung versperren kann, wenn wir bereits Schritte in diese Richtung unternommen haben. Wenn die ersten sexuellen Erfahrungen nicht befriedigend sind, sehen sich manche Menschen veranlasst, ihren Körper und ihre Lust zu vernachlässigen. Das trifft umso mehr zu, wenn diese ersten Erfahrungen lange angedauert haben. Besonders Frauen sind davon betroffen, die vor der Ehe kaum Erfahrungen gesammelt haben: Wenn die Sexualität in ihrer Beziehung mit Scham und Schuld besetzt ist, wenn sie kalt und distanziert oder ganz einfach frustrierend ist, finden sie sich mit der Vorstellung ab, dass Sex ihnen einfach nichts bringt. Jahrzehnte später sind sie, falls sie niemandem begegnet sind, der diese Konditionierung zunichte gemacht hat, körperlich, seelisch und emotional völlig vernachlässigt. Erotische Spiele lösen bei ihnen nicht mehr die geringste Empfindung aus. Ihre erogenen Zonen sind wie betäubt. Als einziger Ausweg bleibt ihnen, jeden sinnlichen Kontakt zu vermeiden.

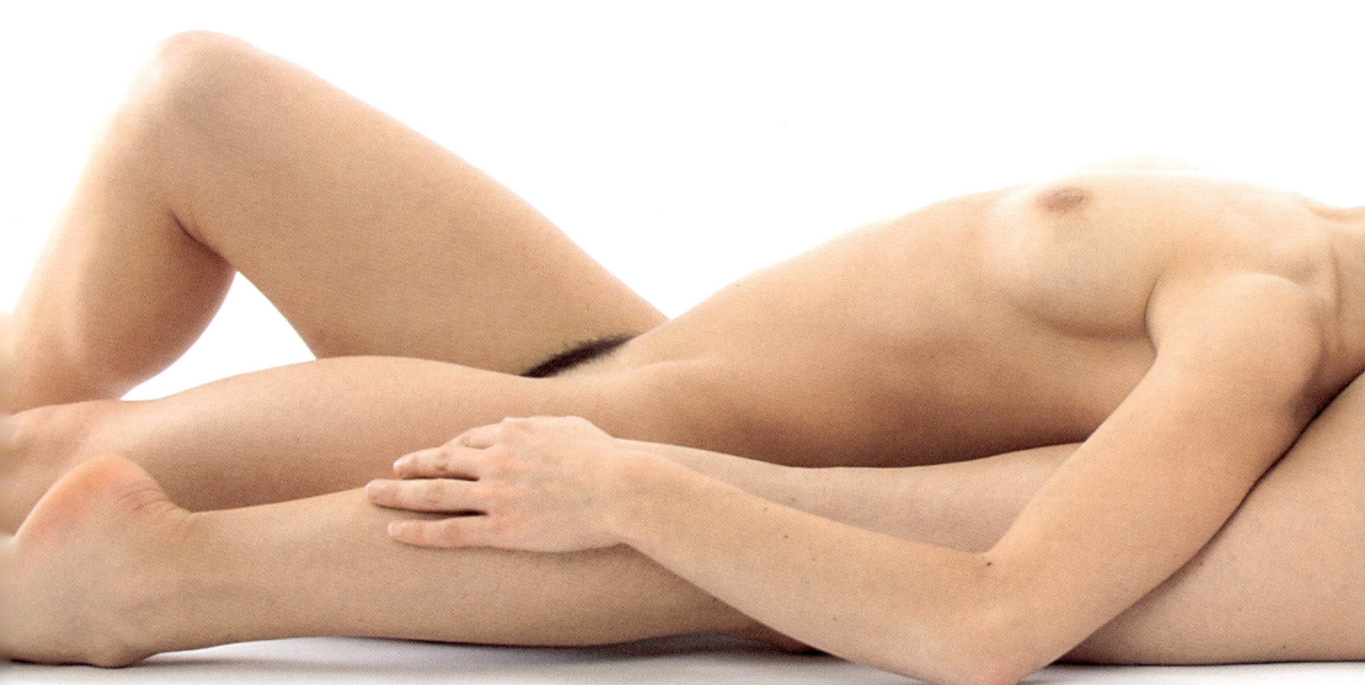

Schlecht geschulte Sinne

In unserer westlichen Gesellschaft werden unsere Sinne nicht geschult. Keiner von uns lernt, den eigenen Körper zu spüren und den eines anderen zu berühren. In der Sexualkunde in den Schulen geht es mehr um Anatomie, Fortpflanzungsbiologie und Verhütung. Eine Schulung der Sinne findet nur mit den sexuellen Begegnungen selbst statt. Da wir alle dazu neigen, unbewusst zu suchen, was wir bereits kennen, haben wir kaum Chancen, die ganze Bandbreite unserer Empfindungen kennen zu lernen. Ein Kind, das in einer Atmosphäre von Gewalt und Fremdbestimmung aufwächst, macht daraus sein Bezugssystem für menschliche Beziehungen. Es kann sich keine andere Interaktion und Kommunikation zwischen Menschen vorstellen. Dieser Mensch konstruiert sich nach und nach eine Opferidentität, die ihn immer wieder Partnern in die Arme treibt, die imstande sind, die Rolle des Herzensbrechers zu spielen. Es sei denn, er übernimmt selbst die Rolle des Herzensbrechers und verbringt sein Leben damit, mit seinen Partnern das elterliche Verhalten zu reproduzieren.

Mit den Jahren wird diese Identifikation mit der Kindheit aber schwächer. Die Anziehungskraft, die uns unbewusst zu Altbekanntem hinzieht, verringert sich allmählich. Ab 35 oder 40 Jahren fällt es uns zunehmend leichter, uns diese Muster bewusst zu machen und uns davon zu distanzieren. Und auch hier gilt: In Sachen Sexualität ist nichts je verloren, es ist nie zu spät!

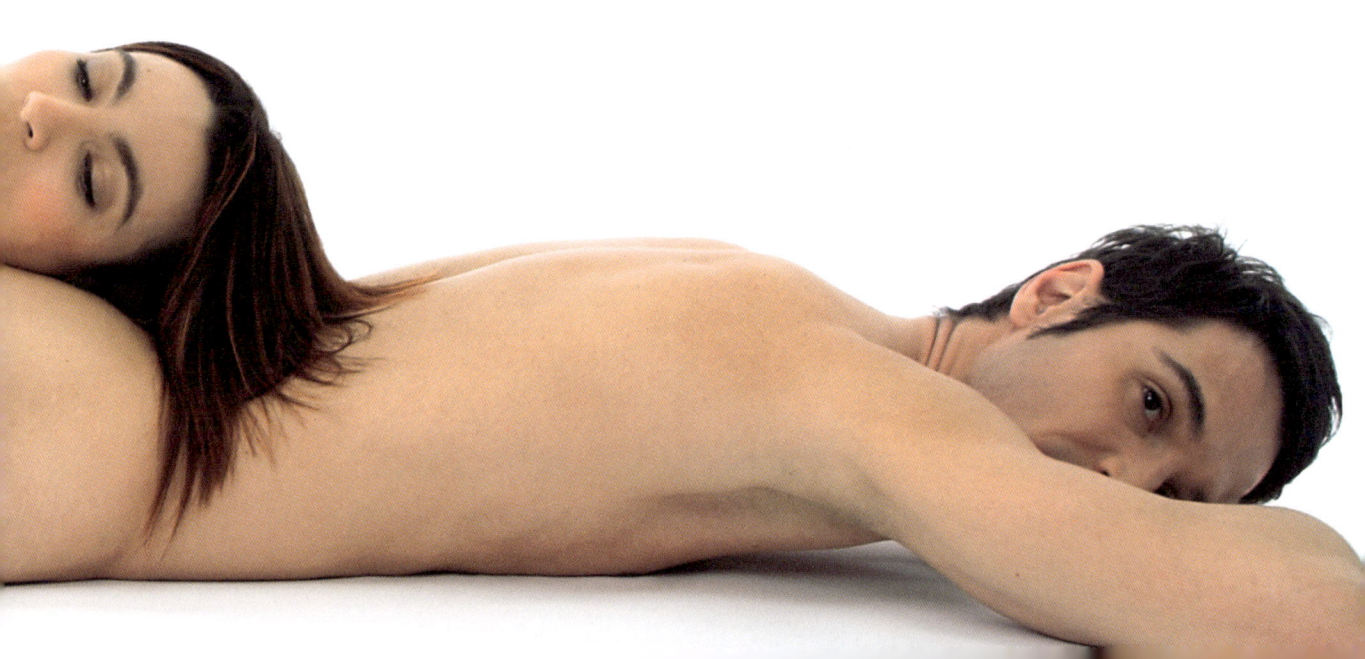

Die Liebe: ein fundamentaler Wert

Was kann uns Menschen im Westen helfen, die sich auf diesen Irrwegen verlaufen haben und in veralteten, längst überholten Mustern gefangen sind? Die Liebe! Sie ist der einzige allumfassende Wert, der in der Lage ist, uns alle frei zu machen. Die Liebe öffnet uns Tür und Tor zu einer inneren Welt voller Harmonie und Heiterkeit. Sie ist eine Quelle der Geborgenheit, Offenbarung, Transformation, Selbstüberwindung … Sie ist die einzige wahre Quelle sexueller Kraft. Man muss sich jedoch selbst gestatten zu lieben und geliebt zu werden. Alle Menschen träumen davon, diesen perfekten Einklang zu finden, der durchwebt ist von gemeinsamen Gefühlen, Empfindungen und Wünschen. Oft aber hindern uns dieselben Gründe daran, die uns auch keine sexuelle Erfüllung finden lassen. Unsere Gesellschaft verherrlicht die romantischen Werte der Liebe, ohne uns den Schlüssel zu ihr geben. Vielleicht verherrlicht sie sie auch deshalb so sehr, weil wahre Liebe dort so schwer zu finden ist. Wir haben uns in einer widersprüchlichen, doppelten Aufgabe verheddert: Leistung beim Sex und Transzendenz in der Liebe.

Es reicht nicht zu denken: »Eines Tages kommt mein Märchenprinz«, und schon steht er vor der Tür. Um Arbeit an uns selbst, inneres Hinterfragen, vielleicht sogar Psychotherapie oder Psychoanalyse, kommen wir nicht herum. Wir müssen erst unser schattiges Inneres erschließen, damit darin die Blumen der Liebe und der sexuellen Erfüllung wachsen. Wir müssen unsere Konditionierungen auflösen, Hindernisse beiseiteschieben. Erst dann kann der Partner auftauchen, mit dem wir eine gesunde Beziehung eingehen können. Eine Beziehung, die von Respekt, Zuhören, Zärtlichkeit, Verlangen, Harmonie und Heiterkeit geprägt ist. Eine Beziehung, in der jeder den anderen umsorgt.

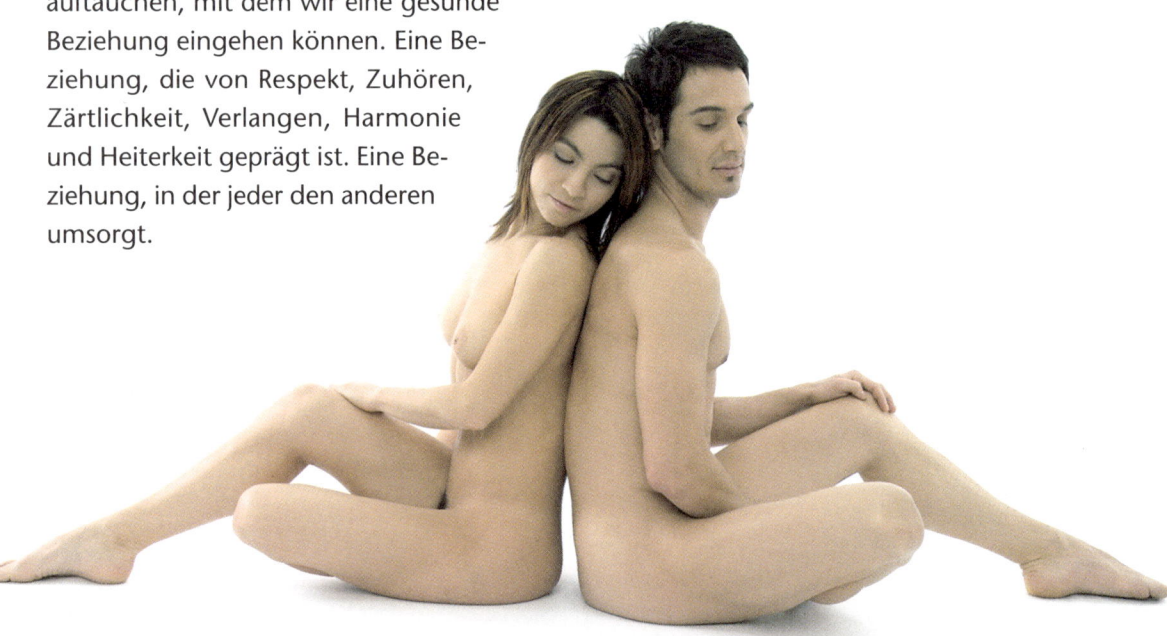

Sex hält gesund

Sex hat heilende Kraft! Sich unter guten Voraussetzungen zu lieben, wirkt sich wohltuend auf Körper und Seele aus. Der Kontakt zum anderen lindert Spannungen, vermindert Stress und verringert Druck, dem wir uns ausgesetzt fühlen. Beim Sex werden zahlreiche Hormone ausgeschüttet, die uns euphorisch und entspannt machen. Da sie uns von Stress befreit, regt die körperliche Liebe unser Immunsystem an und verbessert unsere Widerstandsfähigkeit gegenüber Krankheiten. Sämtliche Lebensfunktionen werden angeregt: Atmung, Herz-Kreislauf-System, Verdauung ... Der Schlaf verbessert sich, die Zellen werden besser durchblutet, die Muskeln werden geschmeidiger ... Aber um uns auch wirklich gut zu tun, muss Sex uns befriedigen. Er darf nicht gewalttätig oder erniedrigend sein, er muss auf einem Fundament gegenseitigen Vertrauens beruhen und muss zwei verantwortungsvolle und heiter-gelassene Menschen miteinander vereinen. Dann, und nur dann, können wir Selbstakzeptanz, größeres Vertrauen in uns selbst und in den anderen, ein besseres Selbstbild daraus schöpfen. Und auf spiritueller Ebene ist er sogar ein Werkzeug, um unser Selbst hinzugeben und zu überschreiten.

Sexualität und Kreativität

Ein wichtiger Bestandteil von erfüllter Sexualität ist Spiel und Kreativität. Wir müssen sexuell erfüllt sein, um uns zu trauen, uns gehen zu lassen, um »körperliche Liebe zu kreieren«, aber wenn uns das gelingt, dann wird unsere sexuelle Erfüllung durch diese Kreativität noch größer. Dann können wir noch mehr kreieren, noch spontaner und erfindungsreicher sein ... Es entsteht ein »Engelskreis«, der den aus Irrtümern und Blockaden entstandenen Teufelskreis außer Kraft setzt. Auf dieser Grundlage können die Partner gemeinsam miteinander spielen, alle Facetten des Lebens neu durchspielen, Neues, Ungewohntes entstehen lassen ... Eine erfüllte Sexualität hat unbedingt auch diese schöpferische und spielerische Dimension. Eine harmonische Sexualität umfasst warm und kalt, Tag und Nacht, Engel und Teufel, Schatten

Was die Liebe bewirkt

Sexuelles Verlangen geht mit einer erhöhten Ausschüttung von Dopamin im Gehirn einher, einem Neurotransmitter, der uns antreibt, uns selbst zu motivieren, etwas in Angriff zu nehmen, und hier insbesondere, Sex zu haben. Gleichzeitig steigt der Testosteronspiegel beim Mann und bei der Frau, und auch das Luliberin erhöht sich ab den ersten Berührungen: Küsse, Zärtlichkeiten usw. Luliberin, das den Einfluss von Dopamin auf die gute Laune noch verstärkt, entfacht das Verlangen nach Sex und hält es aufrecht. Und dann tragen auch noch Endorphine und Oxytocin zum Genuss, zur Ekstase, zur Entspannung und zur Euphorie bei.

Die Experten sind sich einig: Sex sorgt für gute Laune und Lebenslust. Fest in uns selbst verankerte Lebenslust (eine gute Dopaminausschüttung) macht Lust auf Liebe. Und Lieben macht wiederum Lebenslust und verstärkt die positive Einstellung, die man dazu hat.

und Licht … Alles wird möglich. Nur eines ist verdächtig: Langeweile. Wenn sie sich bei zwei Partnern einschleicht, bedeutet das, dass ihre Kommunikation nicht mehr lebendig ist. Langeweile beim Sex ist ein Symptom, eine Botschaft. Wenn sie nur vorübergehend ist, weicht sie schnell dem Reiz neuer Dinge und Spielereien. Wenn sie anhält, müssen wir manchmal in der persönlichen Hinterfragung tiefer gehen und bei einem Psychotherapeuten Rat suchen, um die Blockaden zu lösen, die sich in der Beziehung aufgebaut haben. Es sei denn, es handelt sich um ein erstes Anzeichen für das Ende der Beziehung …

Ein Blick in den Osten

Die östlichen Gesellschaften haben nicht denselben Weg wie die westlichen eingeschlagen. Sie sind nicht in dieselben Fallen getappt. Sie haben sich nie wirklich von den Hilfsmitteln und Stützen abgewandt, die unser Zusammenleben erleichtern. Und viele davon können uns auf unserem Weg zur Erfüllung hilfreich sein.

Einst war dort die Sexualität bis in die Religion hinein vollkommen integriert. Sie war eine Möglichkeit, um Menschen mit der göttlichen Transzendenz zu verbinden. Sexualität hatte eine heilige Dimension, was freilich heute nicht mehr der Fall ist, da auch der Osten inzwischen den Weg des Materialismus eingeschlagen hat. Aber da diese Entwicklung noch recht neu ist, kennen die Menschen des Ostens noch immer die notwendigen Mittel zur persönlichen Erfüllung, ob durch Sexualität oder andere Methoden.

In den letzten 30 Jahren des gerade zu Ende gegangenen Jahrhunderts hat der Westen eine wichtige Tür geöffnet, die Tür zur Freiheit. Aber wenn wir durch sie zur Selbstverwirklichung gelangen möchten, müssen wir erst einmal versuchen, unsere Exzesse zu verringern, den neuen moralischen und intellektuellen Starrsinn zu mildern, vorherrschende Auffassungen zu lockern … Die Gebote der östlichen Philosophien, insbesondere die des chinesischen Denkens, können uns in dieser neuen Phase des großen menschlichen Wandels vieles geben.

Was uns also noch bleibt, ist, eine neue Form der sexuellen Weisheit zu erfinden, einen feinfühlenden Umgang mit dem Akt der Liebe. Einen Umgang, der geprägt ist von Zartgefühl, gesundem Menschenverstand, von der Öffnung hin zum anderen. Und das können wir nur, wenn wir uns zuerst um ein Gleichgewicht bemühen, auf dessen Grundlage wir unserer Kreativität freien Lauf lassen können.

Diese Form des Umgangs mit der Sexualität ist nicht an eine bestimmte Kultur gebunden. Sie ist jedem Menschen in jeder Kultur möglich, wenn er diese Kultur in seiner intimen Begegnung mit dem anderen transzendieren kann. Der Osten gibt uns ein Modell der sexuellen Erfüllung an die Hand, das gar nicht so fremd ist, wie wir aus dem westlichen Blickwinkel heraus vielleicht meinen. Mit diesem Modell können wir viel Zeit gewinnen. Mit seinen

Methoden können wir uns von unseren Konditionierungen befreien und wieder zu sexueller Bereitschaft zurückfinden, die unerlässlich für die körperliche Liebe ist. Mit ihrer inneren Weisheit kann die Botschaft aus dem Osten uns auch helfen, nicht auf Irrwege zu gelangen und uns nicht in der Fata Morgana einer falsch verstandenen Freiheit zu verlaufen.

Für jeden Schritt in diesem Prozess gibt es ganz genaue Maßnahmen und Lösungen. In China werden körperliche Probleme, die die Libido beeinträchtigen können (Müdigkeit, Hormonrückgang, Überanstrengung, Stress oder auch die Wechseljahre, Schilddrüsenunterfunktion, mehrere Geburten usw.), mit energetischen Qi Gong-Übungen, Pflanzen, Akupunktur und Massagen behandelt. Qi Gong hilft auch zu entspannen, das Bewusstsein auf den jetzigen Augenblick zu konzentrieren, um störende Gedanken zu vertreiben und die körperliche Empfindsamkeit für Zärtlichkeiten und Sex zu erhöhen.

Lieben lernen

Wenn man es nicht schafft, den Orgasmus zu erreichen, weil man psychisch blockiert oder innerlich unglücklich ist, kann es hilfreich sein, sich an einen Sexual- oder Psychotherapeuten zu wenden. In dieser Sache bietet die westliche Medizin Lösungen, die der traditionellen chinesischen Medizin unbekannt sind. Einige chinesische Praktiken können aber die psychotherapeutische Methode wirkungsvoll ergänzen. Wenn sich zwei Partner im Bett nicht gut verstehen, können sich ihre Probleme durch eine Analyse ihrer sexuellen Verhaltensweisen anhand der im chinesischen Denken verankerten 5 Elemente erklären und teilweise lösen lassen[1]. Nach der taoistischen Sexologie sind in uns mehrere Formen von Energie lebendig, die Einfluss auf unser Sexualverhalten haben. Wenn wir besser verstehen, wie wir selbst und unser Partner funktionieren, können wir lernen, uns auf ihn einzustellen.

Die taoistische Sexologie geht davon aus, dass wir die Liebe lernen können. Sie wartet mit unzähligen, präzisen Ratschlägen und Übungen auf, die ab und an auch mit den Grundlagen der westlichen Sexualverhaltenstherapie übereinstimmen. Diese konkreten Hilfsmittel sind allerdings nicht einfach nur Anleitungen, die wortwörtlich umzusetzen sind. Ihr wahres Ziel ist es, den Praktizierenden anzuleiten, zu einer neuen Einstellung gegenüber der körperlichen Liebe zu finden, zu einer neuen Bereitschaft und Offenheit.

[1] Siehe Anhang 1, S. 114

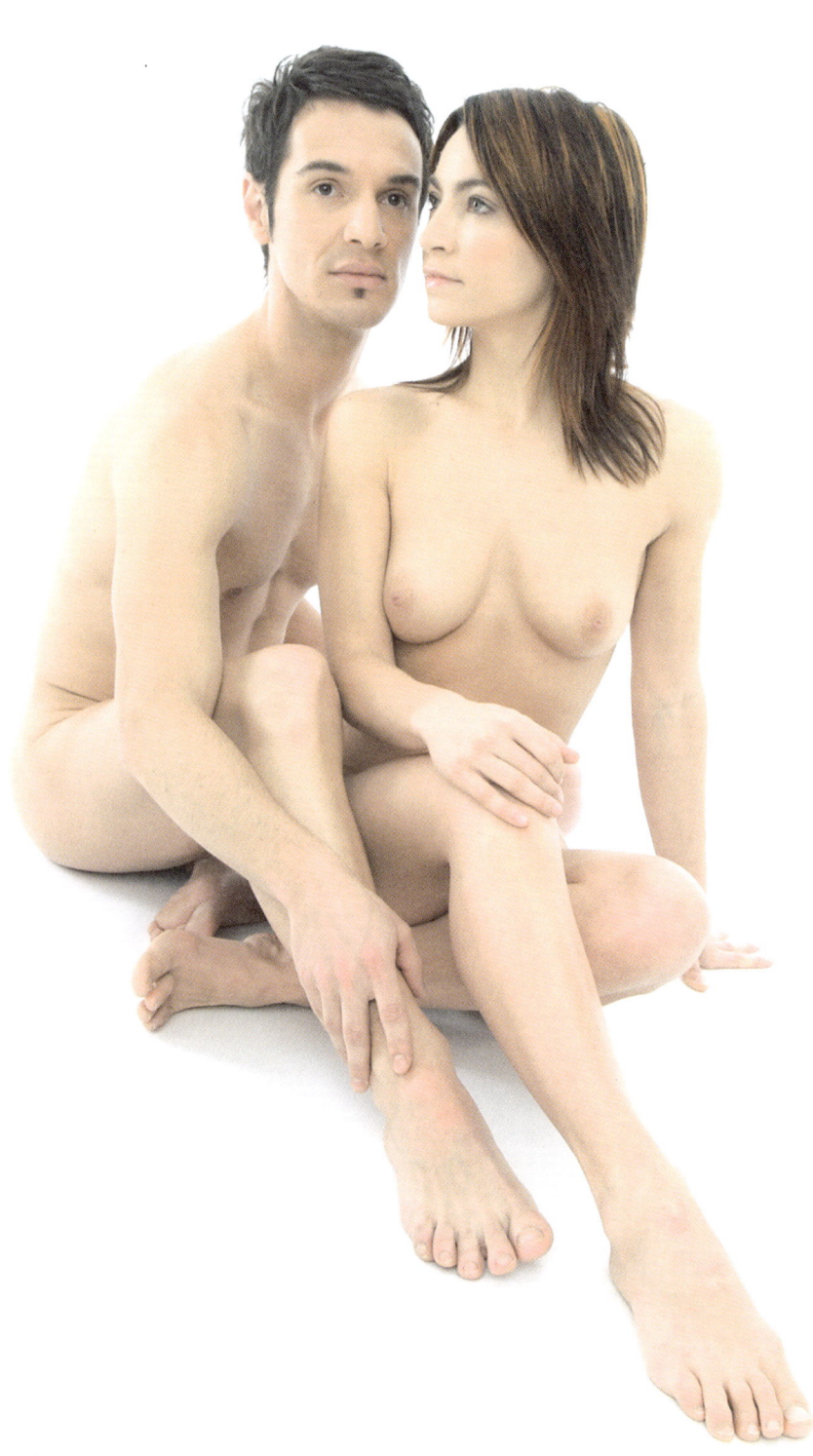

Ein Buch für Mann und Frau

Dieses Buch richtet sich an alle Frauen und Männer, Paare oder Singles, besonders an alle, die eine solide Libido und eine Sexualität ohne größere Probleme haben. Sie werden hier Ratschläge finden, mit denen sie nicht allein ihre Leistungskraft steigern können, sondern vielmehr ihre Befriedigung, ihre Kreativität und ihre innere Erfüllung.

Dieses Buch richtet sich außerdem an Menschen, die aufgrund von Unlust, einer schwachen Libido, sexueller Pannen oder Blockaden Schwierigkeiten mit dem Sex haben. Die Vorgehensweisen und Übungen in diesem Buch werden ihnen, eventuell begleitend zu einer Psychotherapie oder Sexualtherapie, aus dieser Sackgasse helfen. Besonders die körperlichen Übungen sind so wirkungsvoll, dass sie oft die sexuelle Energie wieder freisetzen und zum Fließen bringen, die durch emotionale Schocks oder früheren Missbrauch »verdrängt« wurde.

Das Ziel dieses Buches ist ganz einfach: Es will den Leser auf Wege begleiten, die ihn zu größerer Erfüllung führen. Zunächst nur auf sexueller Ebene werden Sie den Pfad zu intensiveren, häufigeren, längeren und befriedigenderen Sinnesfreuden entdecken. Aber die wohltuende Wirkung hört dort nicht auf. Sie werden auch heiterer und gelassener werden, seelisch und emotional ausgeglichener sein, vitaler sein und langsamer altern. Wenn Sie regelmäßig üben, können Sie sogar die Voraussetzungen für eine Revitalisierung und Regeneration durch Sex schaffen. Und schließlich werden Sie lernen, die Welt Ihrer Sexualität auf der Suche nach einer Form der Transzendenz zu erkunden.

● Test: Entdecken Sie Ihre wahre Liebesnatur

Für die altchinesischen Weisen ist Liebe eine Frage der Energie. Sexuelle Erfüllung beginnt mit einer guten Kenntnis der uns innewohnenden sexuellen Energie und besonders mit dem genauen Wissen darüber, wie wir lieben. Im alten China stellte man vor der Eheschließung Voruntersuchungen an, in denen sowohl astrologische Aspekte als auch das vorherrschende Element beider Partner berücksichtigt wurden. Daraus ergab sich, wie gut beide zusammenpassten, sowohl charakterlich als auch in Bezug auf ihre Interessen oder erotischen Verhaltensweisen. Als Typologie verwendete man die im chinesischen Denken verankerten 5 Elemente: Holz, Feuer, Erde, Metall und Wasser[1].

Damit Sie einschätzen können, wo Sie sich in dieser Klassifizierung befinden, haben wir einen Test mit 40 Fragen für Sie vorbereitet, der auf diesen traditionellen Grundlagen basiert und Ihnen helfen wird herauszufinden, welchem Profil Sie und Ihr Partner am ehesten entsprechen.

Dieser Test wurde 1982 entwickelt und erstmals in *Acupuncture et Psychologie*[2] veröffentlicht. Mit ihm können wir gemäß den 5 Elementen der chinesischen Tradition unser energetisches Feld näher bestimmen und so mehr über unsere körperlichen Empfindlichkeiten, unseren Charakter oder unsere gefühlsmäßigen Reaktionen erfahren.

Der erste Schritt auf Ihrem Weg besteht also darin, anhand der symbolischen und energetischen Übersicht Ihre Punktzahl und eventuell die Ihres Partners zu bestimmen. Beantworten Sie zunächst ehrlich die Fragen und übertragen Sie dann die Ergebnisse in die erste Tabelle.

Punkteverteilung :

- ● **10** Punkte, wenn Sie sich in der Beschreibung vollkommen wiedererkennen
- ● **5** Punkte, wenn Sie sich nur in einigen Aspekten der Beschreibung wiedererkennen
- ● **2** Punkte, wenn die Beschreibung nur ab und zu auf Sie zutrifft
- ● **0** Punkte, wenn die Beschreibung überhaupt nicht auf Sie zutrifft

[1] Siehe Anhang 1, S. 114.
[2] Dr. Yves Réquéna, *Acupuncture et Psychologie* [17].

EIN PAAR FRAGEN ...

1 • In Gruppen übernehme ich schnell die Führung, weil ich nicht gern unbeachtet bleibe.

2 • Ich mache Scherze über die seelische Verfassung anderer, oft wirft man mir mangelndes Verständnis vor.

3 • Ich kümmere mich um mein Innenleben, indem ich zum Beispiel Tagebuch schreibe.

4 • Ich bin sehr optimistisch, spiele alles herunter, neige auch manchmal dazu, unüberlegt zu handeln.

5 • Ich praktiziere eine Politik der Beharrlichkeit, am Ende gibt jeder auf, der mit mir nicht einer Meinung ist.

6 • Gefühle irritieren mich kaum, ich höre lieber zu, wenn andere über ihre Gefühle reden, statt mich selbst jemandem anzuvertrauen.

7 • Ich bin effizient, ich handle methodisch und mit Gleichmaß.

8 • Ich lasse mich gern unbekümmert treiben, ich mag Schlafen oder Nichtstun.

9 • Ich will in dem, was ich mache, höchste Anerkennung erreichen, und bin bereit, die notwendige Zeit dafür zu opfern.

10 • Ich bin nachlässig und warte lieber, dass die Zeit alles regelt.

11 • Ich gebe mich immer schon von Anfang an geschlagen und habe das Gefühl, es nie zu schaffen.

12 • Ich bin aktiv, diplomatisch und passe mich leicht den unterschiedlichsten Situationen an.

13 • Ich bin ängstlich, unentschlossen, schüchtern, lasse mich durch Ungeduld leicht in Unruhe versetzen.

14 • Ich bin herzlich und überschwänglich und trotz meiner leicht reizbaren Seite eine echte Stimmungskanone.

15 • Wenn man mir widerspricht, schmolle ich. Dann möchte ich, dass man den Grund errät und mich tröstet.

16 • Ich habe immer das Bedürfnis, die Realität zu beschönigen, und mir wird vorgeworfen, ich sei nicht objektiv.

17 • Ich habe ein gleichmütiges Temperament, bin oft ungerührt.

18 • Ich will Aufmerksamkeit erregen und zögere nicht, meine Verführungskünste dafür einzusetzen.

19 • Ich bin objektiv und gerecht, werde selten wütend und analysiere Situationen vollkommen sachlich.

20 ● Ich verwende viel Zeit auf Genuss, Sinnlichkeit und das Leben in der Gesellschaft. Ich liebe Spiele, Essen mit Freunden, Empfänge.

21 ● Ich fühle mich prädestiniert für eine edle Sache und ein schwieriges Unterfangen.

22 ● Ich übe gern selbst Gerechtigkeit.

23 ● Ich brauche oft Abwechslung, ich liebe Vergnügungen und Anregungsmittel.

24 ● Ich kompensiere meine Verletzlichkeit, indem ich stark auf meinen klaren Verstand setze.

25 ● Ich bin optimistisch und ängstlich zugleich und immer in Eile, weil ich Angst habe, zu spät zu kommen.

26 ● Ich löse Probleme kühl und sachlich der Reihe nach und suche methodisch nach einer Lösung.

27 ● Ich treffe meine Entscheidungen sehr schnell und impulsiv und setze sie tatkräftig um.

28 ● Ich bin schüchtern, zaghaft und leicht zu entmutigen, manchmal mangelt es mir an Lebenslust.

29 ● Ich habe einen angeborenen Sinn für Macht und bin vom Temperament her gerne der Chef.

30 ● Mir wird oft vorgeworfen, zu viel auf einmal anzufangen und nichts zu Ende zu bringen.

31 ● Ich bin sehr anspruchsvoll – sowohl mir selbst als auch anderen gegenüber.

32 ● Ich bin eher unentschlossen und neige dazu, Pro und Kontra abzuwägen, statt wirklich Entscheidungen zu treffen.

33 ● Ich bin sparsam und misstrauisch und lasse mich leicht übers Ohr hauen.

34 ● Ich habe einen umgänglichen Charakter und lasse gern andere Entscheidungen für mich treffen.

35 ● Wenn ich jemandem Vorwürfe machen muss, dann mit Humor, weil ich so vermeide, angegriffen zu werden.

36 ● Ich liebe die Einsamkeit und hasse Unerwartetes. Mein Leben ist deshalb sehr gut organisiert.

37 ● Ich spotte gern und liebe Wortspiele, auch wenn sie etwas plump sind.

38 ● Mir wird oft meine Launenhaftigkeit vorgeworfen, erst himmelhochjauchzend, dann zu Tode betrübt.

39 ● Ich glaube, ich werde beneidet, und habe das Gefühl, dass mir Nahestehende eifersüchtig auf mich sind.

40 ● Ich bin überzeugt davon, oft im Recht zu sein, ich mag es zu diskutieren, auf Details zu bestehen und andere zu überzeugen.

AUSWERTUNG

Frage / Punkte	Frage / Punkte	Frage / Punkte	Frage / Punkte
1 = ...	2 = ...	3 = ...	4 = ...
5 = ...	6 = ...	7 = ...	8 = ...
9 = ...	10 = ...	11 = ...	12 = ...
13 = ...	14 = ...	15 = ...	16 = ...
17 = ...	18 = ...	19 = ...	20 = ...
21 = ...	22 = ...	23 = ...	24 = ...
25 = ...	26 = ...	27 = ...	28 = ...
29 = ...	30 = ...	31 = ...	32 = ...
33 = ...	34 = ...	35 = ...	36 = ...
37 = ...	38 = ...	39 = ...	40 = ...

● Nun müssen Sie nur noch Ihre Punkte in die Tabelle auf der nächsten Seite übertragen und die Zahlen in jeder Spalte zusammenzählen.

⋯⋮ **Die Spalte mit der höhsten Punktzahl ergibt Ihr sexuelles Temperament.**

Die Punktzahl kann sehr deutlich, aber auch in zwei oder sogar drei Spalten ähnlich hoch sein. In diesem Fall müssen Sie in den einzelnen Charakterbeschreibungen nachlesen, um herauszufinden, welcher Charakter Ihnen Ihrer Meinung nach am nächsten kommt.

Manchmal erkennt man sich auch in zwei unterschiedlichen Beschreibungen wieder. Dann ist man eine Mischform aus zwei Temperamenten, die sich gegenseitig mäßigen oder je nach Umständen und Partnern abwechselnd zum Vorschein kommen.

A	B	C	D	E	F	G	H	
1	13	9	3	7	5	2	6	**FRAGEN**
14	16	21	11	17	22	4	8	
25	18	29	15	19	33	12	10	
27	23	31	24	26	36	20	32	
30	38	39	28	35	40	37	34	
. . . .	. . . .	. . . .	. . . .	. . . .	. . . .	. . . .	. . . .	**ANTWORTEN**
. . . .	. . . .	. . . .	. . . .	. . . .	. . . .	. . . .	. . . .	
. . . .	. . . .	. . . .	. . . .	. . . .	. . . .	. . . .	. . . .	
. . . .	. . . .	. . . .	. . . .	. . . .	. . . .	. . . .	. . . .	
. . . .	. . . .	. . . .	. . . .	. . . .	. . . .	. . . .	. . . .	
								SUMME

TESTERGEBNIS

Gleich können Sie Ihre Charakterbeschreibung lesen. Zunächst aber sei noch etwas vorangestellt. Was in der chinesischen Medizin häufig mit den Begriffen Yin und Yang bezeichnet wird, zeigt sich im Sexualverhalten gewöhnlich durch Introvertiertheit oder Extrovertiertheit.

Die natürliche Tendenz eines Yang-Menschen ist die Extrovertiertheit, außer wenn seine Sexualität durch eine Blockierung gehemmt oder von einem weiteren, zweitrangigen, introvertierteren Temperament abgemildert wird.

Gleichermaßen hat ein Yin-Mensch die Tendenz zur Introvertiertheit, außer wenn seine Natur von einem anderen, extrovertierteren Temperament in ihm angeregt wird.

⋯⋗ **Extrovertiertheit** erleichtert den Aufbau von Beziehungen und begünstigt die Kontaktaufnahme. Extrovertierten Menschen fällt es auch leichter, mit ihrem eigenen Lustempfinden verbunden zu bleiben. Ihr Verlangen kommt leichter, schneller und oft sehr (oder zu) intensiv auf. Beim Sex sind diese Charaktere harmonischer, befreiter, mitteilsamer, dynamischer.

⋯⋗ **Introvertiertheit** dagegen ist von der Schwierigkeit gekennzeichnet, eine Beziehung anzufangen. Introvertierte Menschen sind oft schüchtern und gehemmt. Es fällt ihnen schwer, sich mit ihrem eigenen Lustempfinden zu verbinden; das kann so weit gehen, dass sie es manchmal mit der Lust des anderen verwechseln, mit der sie verschmelzen, ohne es zu merken. Beim Sex reicht manchmal schon eine leichte und flüchtige Störung, und ihre empfindsame und labile Lust entzieht sich ihnen wieder.

- Sie haben die meisten Punkte in **Spalte A**
  ⋯⋗ Ihr Element ist das **extrovertierte Holz**

- Sie haben die meisten Punkte in **Spalte B**
  ⋯⋗ Ihr Element ist das **introvertierte Holz**

- Sie haben die meisten Punkte in **Spalte C**
  ⋯⋗ Ihr Element ist das **extrovertierte Feuer oder das extrovertierte Wasser**

- Sie haben die meisten Punkte in **Spalte D**
  ⋯⋗ Ihr Element ist das **introvertierte Feuer oder das introvertierte Wasser**

- Sie haben die meisten Punkte in **Spalte E**
  ⋯⋗ Ihr Element ist das **extrovertierte Metall**

- Sie haben die meisten Punkte in **Spalte F**
  ⋯⋗ Ihr Element ist das **introvertierte Metall**

- Sie haben die meisten Punkte in **Spalte G**
  ⋯⋗ Ihr Element ist die **extrovertierte Erde**

- Sie haben die meisten Punkte in **Spalte H**
  ⋯⋗ Ihr Element ist die **introvertierte Erde**

Die einzelnen Charaktere

Lesen Sie die folgenden Beschreibungen aufmerksam durch. Natürlich sind sie verallgemeinernd, da es unmöglich ist, ein überaus komplexes Individuum auf wenige Zeilen zu reduzieren. Versuchen Sie aber, sich auf die wesentlichen Charakterzüge zu konzentrieren, um Ihre sexuellen Verhaltensweisen besser zu verstehen. Einige Beschreibungen werden für Sie unverkennbar sein, andere weniger. Das liegt daran, dass es Aspekte Ihrer Persönlichkeit sind, die Sie versteckt oder verdrängt haben oder die von einem anderen, vorherrschenden Temperament abgeschwächt wurden. Es kann auch sein, dass sich dieser Teil Ihrer Persönlichkeit durch das Temperament Ihres Partners verändert hat.

• DAS JUGENDLICHE HOLZ

Wenn Menschen vom Typ Holz eine jugendliche Sexualität haben, dann deshalb, weil dieses Element dem Frühling entspricht. Sie sind impulsiv, unvorhersehbar und launenhaft, und diese Charakterzüge zeigen sich auch in ihrer Sexualität. Sie umfangen den anderen mit spontaner, ungestümer, funkelnder Energie ohne Hintergedanken. Sie machen Liebe wie Heranwachsende, und diese Frische ist Teil der Sinnesfreuden, die sie ihren Partnern schenken. Sie geben und empfangen Liebe voller Spontaneität und Gefühl und schwelgen dabei in lauten Äußerungen, Gesten, Tränen, Seufzern, Schluchzern ... Sex mit einem Menschen vom Typ Holz ist ein erstaunliches und manchmal explosives Erlebnis. Denn sich zu zeigen macht ihm keine Angst. Diese Menschen lieben die Liebe, weil sie ihr Lebendigkeitsgefühl verstärkt, und ihre unerschöpfliche Energie drängt sie dazu, schnellstmöglich wieder neu anzufangen. Sie geben der Liebe eine spielerische Note, sie spielen mit ihrem Körper und mit dem Körper ihres Partners. Das kann so weit gehen, dass manchmal der Eindruck entsteht, sie hätten Sex auf einer Theaterbühne.

···⫶ *Das extrovertierte Holz: Dieser Typ lässt seiner Lust und seiner Stimme freien Lauf. Er ist ständig in Bewegung, in Eile, gleitet dahin, taumelt, stürzt los, strömt über ... Er entgleitet Ihren Händen, um Ihnen zu entkommen, mit dem Kopf am Boden und den Beinen an der Decke, auf einem Bett, das einem Schlachtfeld gleicht. Die Liebe wird zu einem zärtlichen Kampf, einem Spiel von Händen, Haut und Lippen. Menschen vom Typ extrovertiertes Holz haben keine Hemmungen zu beißen oder zu kratzen, wie junge Tiere, die sich im Frühling raufen. Manchmal liegt auf ihrem sexuellen Verhalten ein Schatten von Rivalität oder Konkurrenz. Hier wird sich nicht ausgeruht, sondern alles ist dynamisch und erfrischend. Im Überschwang kann dies sogar in einer Form unfreiwilliger Brutalität enden.*

····﹕ **Das introvertierte Holz:** *Auch dieser Typ liebt intensiv und gefühlvoll, allerdings mit größerer Zurückhaltung. Nur in der Explosion seiner Lust kann er die Zügel fallenlassen und sich unter lauten Rufen und Tränen in einer manchmal heftigen emotionalen Krise gehen lassen. Wenn man ihn beim Sex sieht, könnte man meinen, dass sich gerade ein Drama abspielt, dass jeden Moment ein furchtbar intensiver Gefühlsknoten zu platzen droht. Manchmal ist dieses zurückgehaltene Gefühl so stark, dass der Orgasmus es nicht vollständig zu befreien vermag und das introvertierte Holz mit einem unbefriedigenden, unvollendeten Nachgeschmack zurückbleibt.*

● DAS LEIDENSCHAFTLICHE FEUER

Das Feuer ist das Element, das dem Sommer entspricht, wenn die Sonne im Zenith steht. Bei ihm denkt man an den Äquator, die Tropen, warme Länder, Strohfeuer … Menschen vom Typ Feuer tragen diese Glut in sich. Bei der Liebe entweicht die Hitze aus ihren Poren, in einer Erregung, die schweißtreibend ist. Mit ihrer Körper- und Herzenswärme, ihrer fiebrigen Leidenschaft, haben Menschen vom Typ Feuer auch leidenschaftlichen Sex. Gefühle, Empfindungen und Ideale vermischen sich und erfinden eine ganz eigene Art von Sex. Ein solcher Mensch macht Sie gegen Ihren Willen liebestoll. Sie fühlen sich davongetragen von seiner glühenden Begeisterung. Im Akt der Liebe entzündet sich diese Leidenschaft, intensiviert sich immer mehr und steigt bis zum Gipfel empor. Der andere kann da nicht teilnahmslos bleiben, denn diese unwiderstehliche Welle reißt auch ihn vollständig mit. Es ist großartig, schön, edel … Es erwärmt das Herz. Liebe mit großem L. Jede Erfahrung ist ein Schmelztiegel, in dessen Mysterium alchemistische Wandlungen beider Wesen stattfinden.

····﹕ **Das extrovertierte Feuer:** *Mit ihrer Hitze, ihren Gefühlen, ihrer geschürten Leidenschaft fordern Menschen vom Typ extrovertiertes Feuer vom anderen hundertprozentigen Einsatz. Sie mögen keine halben Sachen oder lauwarme Situationen. Sie ergreifen gern die Initiative. Männer und Frauen dieses Typs sind sehr dynamisch. Die Frauen reiten gerne ihre Partner, um ihnen ihr ganzes Feuer zu geben, vollkommen freigebig, um der Schönheit des Gebens willen. Aus Liebe zur Liebe. Aber Vorsicht vor Enttäuschungen, wenn der Partner damit überfordert ist!*

····﹕ **Das introvertierte Feuer:** *Es ist ein Feuer, das unter der Asche brennt, unterirdisch, eindringlich und leise. Hier geht die Liebe Hand in Hand mit der Leidenschaft ehrlicher Empfindungen. Menschen vom Typ introvertiertes Feuer suchen nach der absoluten Vereinigung, der Verschmelzung. Nur mit dieser Erfahrung, die wir alle im ersten Feuer der Liebe kennen, können Menschen dieses Typs zum Erbeben gebracht werden. Sie suchen nach dem Seelenglück und laben sich an seiner Quelle. Manchmal kann ihre Neigung zur Versenkung sie sogar regungslos machen – dann verehren sie schweigend den anderen und den mit ihm geteilten Augenblick der Ewigkeit.*

● DIE EINLADENDE ERDE

Die Erde entspricht der fünften Jahreszeit im chinesischen Kalender. Hier erreicht die Reife ihre ganze Fülle. Die Erde steht auch für das richtige Milieu, gleichmäßige Verteilung, Gleichgewicht, Friedlichkeit. Ein Liebespartner vom Typ Erde kann den anderen voller Wärme und Energie empfangen, aber er kann sich auch freudig und unbeschwert dem anderen hingeben. Kein Drama besudelt die miteinander geteilten Momente, keine Gefühlsduselei stört die Sinnesfreuden. Menschen dieses Typs räumen der Sexualität einen gerechten Platz ein. Denn, und das ist ihnen wichtig, Sex darf so wenig wie möglich Gleichgewicht, Harmonie und Wohlbefinden stören ...

····⯈ *Die extrovertierte Erde: Menschen dieses Typs sind sinnlich und aktiv. Sie sind lustvoll, zärtlich, sie lieben es zu geben und zu empfangen. Sie leben die körperliche Liebe wie ein Spiel, wie ein irdischer Genuss, ohne jede dramatische oder leidenschaftliche Dimension – ein Spiel, das aber notwendig zur Befriedigung der Sinne ist, wie eine gute Mahlzeit. Dabei macht es ihnen gar nichts aus, die Freuden der Sinne mit den Freuden des Essens zu vereinen. Ihre Devise lautet: Es ist nichts Schlechtes daran, sich Gutes zu tun. Ihr Höhepunkt ist vollendet, sinnlich, frei und freudig.*

····⯈ *Die introvertierte Erde: Ihr bereitet es große Freude, den anderen zu empfangen, ihn aufzunehmen, eine passive Rolle zu spielen. Diese Charaktere lieben es, genommen zu werden. Sie schätzen langsame Liebkosungen, tiefes Eindringen, Bewegungslosigkeit. Für sie ist die Liebe wie ein Zufluchtsort, wie der Schlaf oder die Erinnerung an die mütterliche Brust. Es ist ein reines und vollkommenes, verschmelzendes und köstliches Erlebnis. Es ist ein Austausch, der sich ganz einfach ergibt, bei dem sich beide freigebig verwöhnen.*

● DAS BESONNENE METALL

Das Element Metall entspricht dem Herbst. Er ist ein »festes« Zwischenstadium, eine Pause, in der die Natur zur Ruhe kommt. Der Herbst ist Ausdruck von Vernunft, Voraussicht, Bedachtsamkeit. Sexualität spielt im Leben von Menschen vom Typ Metall keine vorrangige Rolle. Sie bemühen sich, ihr sexuelles Leben möglichst problemlos zu führen. Wenn sie einmal einen Partner gefunden haben, der zu ihnen passt, versuchen sie nicht mehr, sich das Leben noch komplizierter zu machen. Beim Sex versuchen Menschen vom Typ Metall, ein Gleichgewicht zwischen Geben und Empfangen herzustellen. Sie sind eher kopfgesteuert, bereiten die Momente der Liebe sorgfältig vor und kümmern sich um einen befriedigenden Ablauf. Trotzdem sind einige sinnlicher als andere, und das verleiht ihnen die Fähigkeit, sich gehen zu lassen, wenn sie von der Sinnlichkeit ihres Partners mit erregt werden. Andere behalten stets die Kontrolle, ohne jemals die Beherrschung zu verlieren.

···⁛ *Das extrovertierte Metall: Dieser Typ ist aktiv und methodisch. Er liebt es, alles zu erforschen und so alles vom Verlangen und der Lust des anderen zu erfahren. Er hat einen Beschützerinstinkt und strahlt seinem Partner gegenüber gern Ruhe und Sicherheit aus. Manchmal muss er sich die Lust des anderen vergegenwärtigen, weil er sie selbst nicht wirklich spüren kann. Man könnte ihm eine gewisse Kälte vorwerfen, ja sogar Gefühllosigkeit. Sie nimmt ihm jedoch nichts von seinem sexuellen Vermögen und auch nichts von seiner Fähigkeit, Genuss zu empfinden. Sex ermöglicht ihm, »die Uhr wieder richtig zu stellen«. Es ist etwas Angenehmes, das ihm guttut, aber er fühlt sich niemals so berauscht davon, dass er darüber den Kopf verlieren könnte, und ist nicht unbedingt erpicht darauf, wieder von vorne zu beginnen.*

···⁛ *Das introvertierte Metall: Menschen dieses Typs fällt es schwer, in der Liebe aktiv zu sein, weil ihre Libido sehr anfällig ist. Sie wissen sich ehrlich und selbstlos hinzugeben, aber fulminante Überraschungen sind bei ihnen nicht zu erwarten. Ihre Sexualität ist aufrichtig und voller Rechtschaffenheit. Diese Menschen werden am liebsten angeführt oder gar dominiert. Von Zeit zu Zeit allerdings, wenn sie von einer plötzlichen Intuition inspiriert werden, hüllt sich ihr metallisches Temperament in Samthandschuhe, um dem anderen raffinierte und subtile Freuden zu bereiten. In dieser dominanten Position tun sie dann alles, um ihren Partner bis zum Gipfel des Genusses zu führen. Sie genießen es, dass der andere ihnen ausgeliefert ist, in einer Unterwerfung, die aber niemals unangenehm wird. Menschen dieses Typs können in jenen besonderen und seltenen Momenten sogar die Initiative ergreifen, um etwas Neues, vielleicht sogar Beängstigendes, auszuprobieren, indem sie mit dem Magnetismus spielen, den sie auf den anderen ausüben, mit Faszination oder mit beunruhigendem Schweigen, oder indem sie etwas ganz Eigenes inszenieren.*

● DAS STILLE WASSER

Dieses Element entspricht dem Winter, der Jahreszeit, in der die Natur im Schlaf liegt, kalt, wie tot, bedeckt von einem Mantel aus Schnee, unter dem sich die Explosion des nächsten Frühlings vorbereitet. Das Element symbolisiert zugleich die Starre des Winterschlafs und die in ihm verborgene Kraft, die nur darauf wartet, hervorzuquellen. Menschen vom Typ Wasser können in Sachen Sexualität leicht distanziert sein, ja sogar misstrauisch. Manchmal sind sie von ihrer Libido vollkommen abgeschnitten und können spontan keine Lust empfinden. Sie warten, bis die Umstände das ruhig schlafende Wasser aufrühren. Es kann aber auch vorkommen, dass die in ihnen verborgene Kraft emporschießt und spontan eine ungezügelte und gewaltige Libido entfesselt. Die meisten Menschen vom Typ Wasser brauchen als Unterstützung Gefühle, um zu begehren, um die Lust des Partners zu spüren und selbst genießen zu können.

⋯⊱ Das extrovertierte Wasser: *Menschen dieses Typs sind wie von ihrer Sexualität abgeschnitten. Es fällt ihnen schwer, ihre eigene Lust zu spüren und ausgeglichen mit ihr umzugehen, was sie zu paradoxen Verhaltensweisen führt: Sie können distanziert und kalt sein, dann wieder können sie sehr dynamisch, ja sogar unkontrollierbar werden, manchmal bis hin zur Belästigung. Dann können sie komplett die Initiative ergreifen, von der Vorbereitung der Begegnung bis zum Ende des Liebesspiels. Frauen dieses Typs »baggern« manchmal fast wie ein Mann. In der Liebe lassen sich Menschen vom Typ extrovertiertes Wasser nichts sagen. Sie lieben es zu nehmen, zu reiten, ohne Zugeständnisse zu dominieren.*

⋯⊱ Das introvertierte Wasser: *Menschen dieses Typs haben eine gefühlsbetonte Seite, die über ihr Verlangen herrscht. Ihr Herz muss laut schlagen, bevor ihre Sinne wach werden. Männer und Frauen gleichermaßen sind leicht naiv. Oft nähren sie in sich das Gefühl, unverstanden zu sein, im Stich gelassen worden zu sein, nicht genug geliebt zu werden. Diese Menschen lassen sich lieber nehmen, statt selbst zu nehmen. Um genießen zu können, müssen sie Körper und Seele hingeben. Immer glauben sie, Liebe zu erhalten, keinen Sex, selbst in den gefühllosesten Situationen, weil sie nur so zum Orgasmus kommen können. Platonische Liebe ist ihnen lieber als gefühlloser Sex. Es sind anrührende Menschen, die man gern beschützen würde. Leider begeben sie sich gern in die Opferrolle. Wenn ihre Libido komplett erloschen ist, geben sie ihren Körper weiter dem Menschen hin, den sie lieben, ohne die geringste Freude dabei zu empfinden, oder sie flüchten sich in Enthaltsamkeit.*

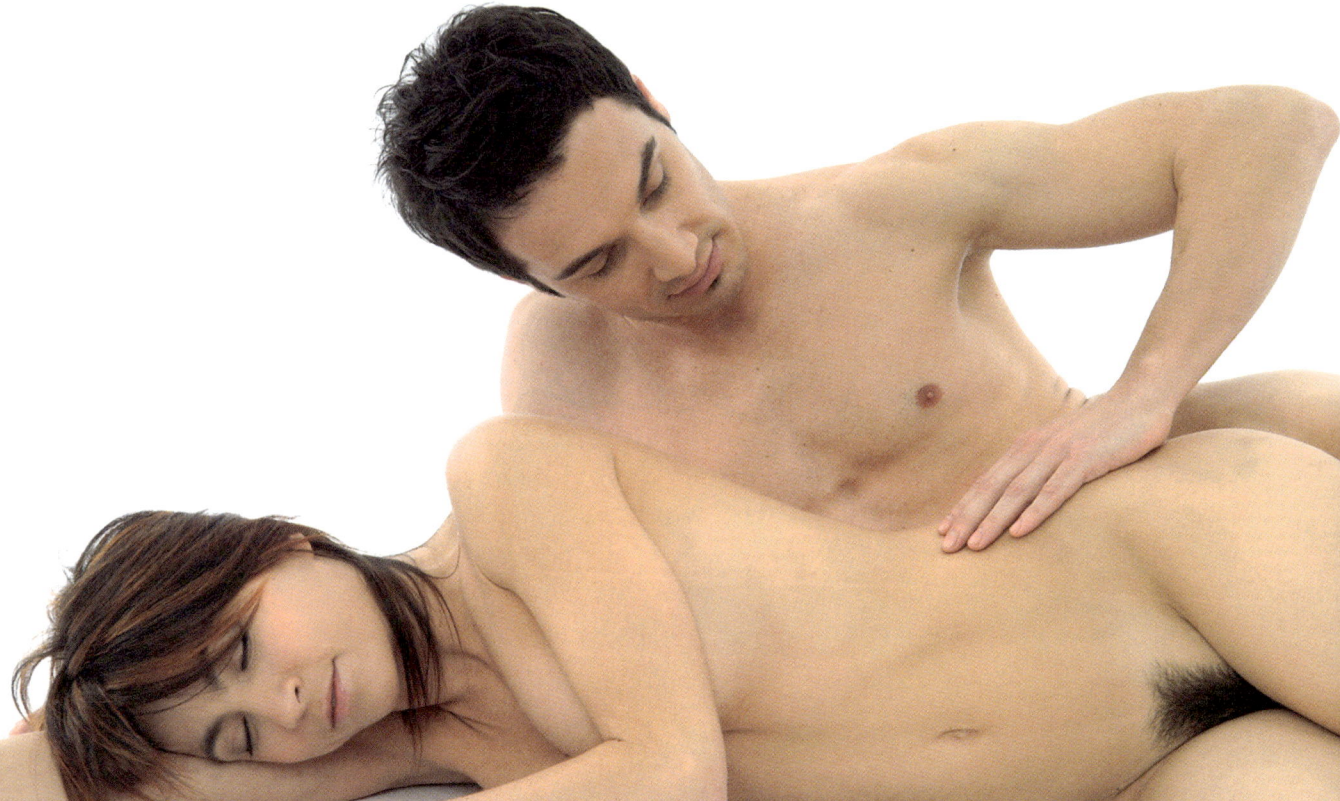

Deutung der Testergebnisse

Der Test verfolgt zwei Ziele. Zum einen hilft er Ihnen, Ihre Persönlichkeit besser einzuschätzen, wie sie im Verborgenen Ihrer sexuellen Begegnungen zum Ausdruck kommt. Zum anderen hilft er Ihnen, den anderen besser wahrzunehmen und zu verstehen, warum Sie sich mit Ihrem jetzigen Partner besser oder schlechter verstehen.

Die 5 Elemente und ihre Gesetzmäßigkeiten

Die Gesetze, die im chinesischen Denken über die Beziehungen zwischen den 5 Elementen[1] verankert sind, gelten ebenso für die Liebe. Nach den Prinzipien des vorehelichen Horoskops[2] muss der Mann *(Yang)* die Frau *(Yin)*[3] versorgen oder ihr vorangehen. Es ist ein universelles Prinzip der Harmonisierung und weder patriarchalisch noch sexistisch. Diese Regel gilt gleichermaßen für homosexuelle Paare, in denen fast immer ein Partner dominiert.

In der Natur sind die 5 Elemente durch ein Gesetz der Erzeugung miteinander verbunden: Das Holz geht dem Feuer voran, das wiederum der Erde vorangeht, die ihrerseits das Metall hinter sich hat, gefolgt vom Wasser ganz am Ende. Zudem sind sie durch Kontrollbeziehungen aneinander gebunden: Das Holz kontrolliert die Erde, die Erde kontrolliert das Wasser, das Wasser kontrolliert das Feuer, das Feuer kontrolliert das Metall, das Metall kontrolliert das Holz.

Wenn Sie sich im abgebildeten Kreis das Element anschauen, dem der Mann angehört, können Sie rasch feststellen, welchem Element seine Idealpartnerin entspricht (erzeugtes Element oder kontrolliertes Element). Ein Mann vom Typ Holz zum Beispiel wird sich besonders gut mit einer Frau vom Typ Feuer oder mit der ihm gegenüberliegenden Erde verstehen.

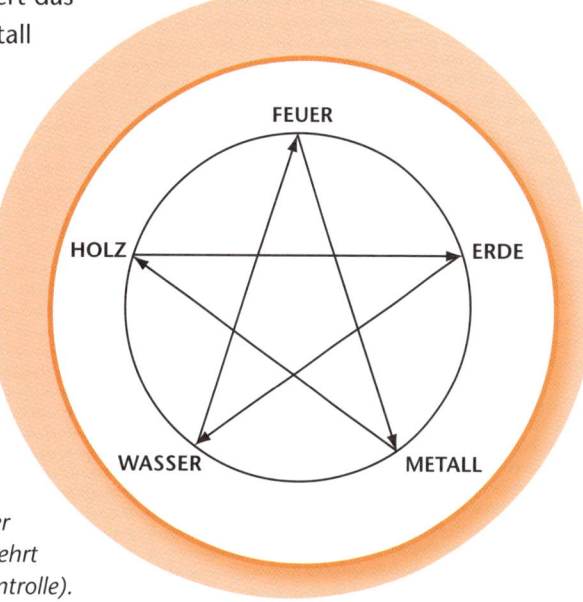

Das Gesetz der Erzeugung und das Gesetz der Kontrolle auf das Geschlecht angewandt: Der Mann muss der Frau vorangehen, nicht umgekehrt (im Sinne von Erzeugung oder Kontrolle).

---

[1] Siehe Anhang 2, S. 116.
[2] Horoskope dieser Art waren im alten China gang und gäbe. In Südkorea sind sie es noch heute.
[3] Siehe Anhang 5, S. 124.

In gleicher Weise kann eine Frau, wenn sie sich ihr eigenes Element im Kreis anschaut, ganz einfach das Element herausfinden, dem ihr Idealpartner angehört: Eine Frau vom Typ Metall zum Beispiel wird sich besonders gut mit einem Partner vom Typ Erde oder Feuer verstehen.

Vielfältige Wechselbeziehungen

Wendet man diese Gesetze auf das menschliche Verhalten an, besonders was die Sexualität betrifft, erhält man Beziehungsmuster, deren Genauigkeit sich sehr oft bestätigt – wobei natürlich diese schematischen Entsprechungen dann durch die Komplexität der Personen, ihre persönliche Geschichte, ihre Blockaden, ihre Eigenheiten und ihre introvertierte oder extrovertierte Veranlagung bis ins Unendliche differenziert werden.

Hinzu kommt, dass wir fast nie einem einzigen Element angehören. In den allermeisten Fällen erkennen wir uns in zwei Elementen wieder, in einem davon mehr als im anderen. Je nach der Resonanz mit dem jeweiligen Partner kann das zweitrangige Element manchmal das erstrangige beim intimen Verhalten in den Hintergrund drängen.

Sehen wir uns dazu einige Beispiele an. Ein Mann vom Typ Holz und Erde begegnet einer Frau vom Typ Metall. Sein Element Erde wird mit dem Metall seiner Partnerin in Resonanz treten, denn in der Natur erzeugt die Erde das Metall. Gleichzeitig wird sein Holz-Anteil vom Metall dieser Partnerin abgeschwächt und verringert, denn in der Natur kontrolliert das Metall das Holz. Somit besteht die Gefahr, dass sich die Zweipoligkeit des Mannes umkehrt: Denn auch wenn sein Verhalten im Leben mehr dem Holz als der Erde entspricht, wird in dieser Beziehung die Erde die Vorherrschaft übernehmen.

Je nach dem Element, das man bei seinem Partner vorfindet, kann man sich also so fühlen, als würde man überhaupt nicht zusammenpassen, auch wenn man sich intellektuell oder gefühlsmäßig gut versteht. Im Gegensatz dazu kann man sich sexuell gut mit einem Menschen verstehen, mit dem man ansonsten nicht viel gemeinsam hat.

Spielen Sie mit den Elementen

Wenn wir wissen, welchem Element wir angehören, können wir uns einen Spaß daraus machen, von Zeit zu Zeit einmal andere Verhaltensweisen auszuprobieren als die, die natürlich und spontan für uns sind. Es ist ein Spiel und eine Herausforderung zugleich, die ein bisschen in Richtung Schamanismus geht. Die Cherokee-Indianer zum Beispiel haben ein Rad der Sexualität, das jeden einlädt, abwechselnd in andere sexuelle Rollen zu schlüpfen.

Mit dieser Methode können wir uns aus den Rollenbildern befreien, in denen wir, meist ganz allein, gefangen sind. Diese Einschränkungen betreffen auch den Partner, der sich manchmal davon fesseln lässt, wenn seine eigenen Rollenbilder ihn in eine Form der Unterwerfung drängen oder wenn er beim Sex dominiert wird. Routine und Gewohnheit sind hier fehl am Platz! Denn so verliert der Sex mangels Spielereien, Freude, Erfindungsreichtum und Fantasie ganz allmählich seinen Glanz. Das Spiel besteht also darin, die Elemente, die in unseren erotischen Begegnungen fehlen, zum Einsatz zu bringen, und uns selbst und den anderen so zu verwöhnen. Wir suchen uns eine Rolle, ein ungewohntes Verhalten aus, und versuchen, es umzusetzen, manchmal extrovertiert und manchmal introvertiert. Dann probieren wir etwas anderes aus, dann wieder etwas anderes ... Um das Spiel spannender zu gestalten, können wir unseren Partner auch bitten, die Rolle auszusuchen, in der er uns gern sehen würde, und dann die Situation umkehren und selbst in die Rolle schlüpfen, die uns gerade gefällt.

Wenn wir das Spiel ganz ausreizen möchten, können wir auch den Zufall entscheiden lassen und die Rollen auslosen oder Karten damit spielen. Es ist ein Weg, um von der Subjektivität der Lust ein wenig wegzukommen.

Wenn wir so den Geschmack am erotischen Spiel wiedergefunden haben, können wir unsere erotische Beziehung bereichern, ganz gleich, wie die theoretische Kompatibilität zwischen den Partnern aussieht. Denn wenn beide glücklich sind, gibt es kein absolutes Gesetz! Zwei Menschen vom Typ Holz zum Beispiel können sehr gut Mittel und Wege finden, um sich sexuell zu verstehen, während bei einem anderen Paar mit der gleichen energetischen Veranlagung ein konfliktreiches und unbefriedigendes Klima herrschen kann. Unser Wesen ist so facettenreich, dass wir in der Lage sind, positive Kommunikationssysteme aufzubauen, die uns eine harmonische Beziehung und Sexualität ermöglichen. Dafür aber müssen wir unsere Inflexibilität aufgeben und wieder Bewegung, Abwechslung und Staunen in unser Liebesleben bringen. Singles auf dem Pfad der Liebe kann diese Betrachtungsweise sexueller Beziehungen helfen, leichter den passenden Partner zu finden.

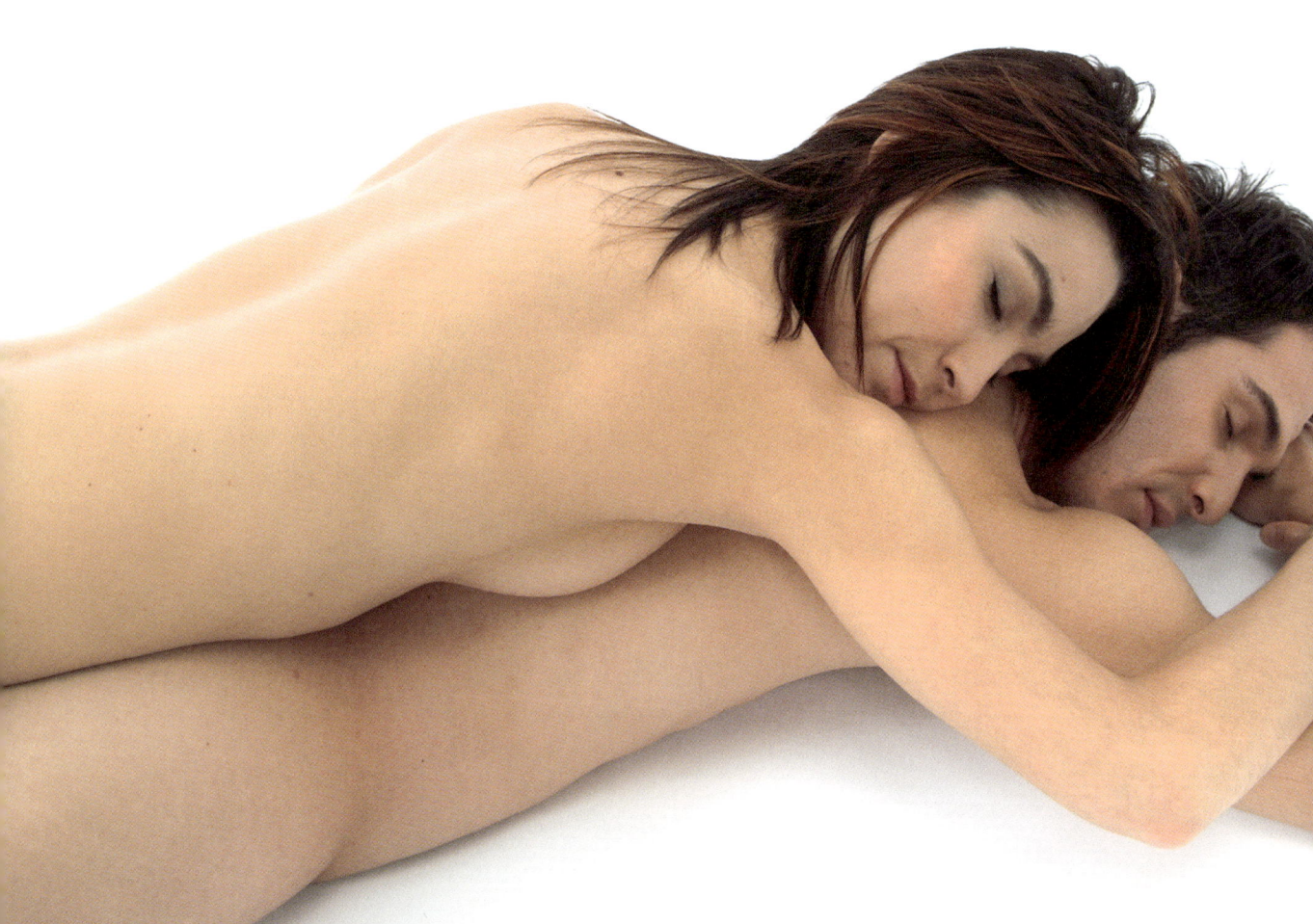

Energie

Für die Chinesen kommen die Verhaltenstypologien in der Energie zum Ausdruck: in der Energie der 5 Elemente und der ihnen entsprechenden Organe.[1]

Liebe und Sexualität stehen, so wie das, was uns ausmacht und von dem wir umgeben sind, mit dem Begriff der Energie in Verbindung. Wenn wir unsere energetischen Ungleichgewichte kennen lernen und korrigieren, vergrößern wir so unsere sexuelle Erfüllung.

Mit dieser energetischen Sichtweise der Sexualität müssen wir niemals untätig in einer unbefriedigenden Situation verharren, ganz gleich, ob es dabei um die energetische Kompatibilität der Partner oder eine Harmonisierung der einzelnen Energien geht.

Natürlich ist die gerade vorgestellte Typologie vereinfachend, so wie alle Systeme, die Individuen in Kategorien einteilen. Jeder von uns hat eine ganz eigene Art und Weise, mit Ereignissen und Situationen umzugehen, die seinen Weg kreuzen. Nur eines ist sicher: Sex ist nur dann wirklich positiv, wenn die Energie zwischen beiden Partnern fließt. Wenn ja, kommen beide erholt und erfrischt aus der erotischen Begegnung ... über den Genuss des Augenblicks hinaus.

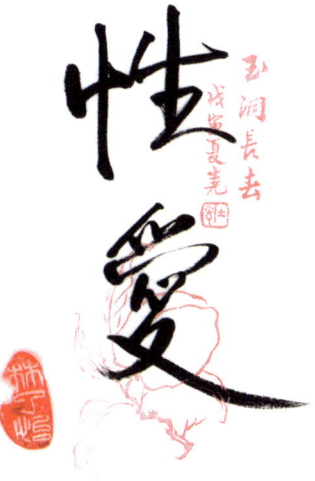

Das obere Ideogramm bedeutet Sex, das untere Liebe. Beide zusammen bedeuten »Sexualität«.

Um zu sexueller Erfüllung zu gelangen, schlagen wir Ihnen fünf Schritte vor, die Sie nach Belieben in der angegebenen Reihenfolge oder auch querbeet durchführen können. Am wichtigsten ist, dass für Sie eine sinnliche und erotische Bereicherung daraus entsteht.

[1] Siehe Anhang 3, S. 120.

Verbessern Sie Ihre sexuelle Energie

Manchmal ist er zerbrechlich, dieser sexuelle Trieb, der uns innewohnt und uns zum anderen hindrängt. Er muss gepflegt werden. Bei einigen Menschen ist er von Natur aus schwach. Bei anderen verringert er sich zeitweilig durch Stress, bestimmte Krankheiten oder extreme Gefühle. In allen Fällen kann man ihn mit Massagen, ätherischen Ölen, Moxabustion und Qi Gong-Übungen stimulieren ...

Es ist schwierig, den Weg zur sexuellen Erfüllung anzutreten, wenn die Lust gerade am Tiefpunkt angekommen ist. Wenn dem so ist, müssen wir zuerst diesen unerlässlichen Motor der Zweierbeziehung wieder zum Laufen bringen, bevor wir uns auf irgendetwas Neues einlassen.

Ursachen von Unlust

Ein Rückgang der Libido kann vorübergehend oder permanent sein. Wenn Sie das Gefühl haben, dass Ihre Libido schon immer schwach war, wenn Sie nie wirklich sexuelle Befriedigung erfahren haben, wenden Sie sich zunächst einmal an einen Sexualtherapeuten oder Psychotherapeuten, der Ihnen helfen wird, ein eventuelles zugrundeliegendes Trauma ausfindig zu machen, das von Ihnen verdrängt und versteckt wurde. Manchmal genügt es schon, diese innere Sperre zu entdecken und aus dem Weg zu räumen, und unsere Sexualität blüht spontan auf.

Einige Situationen wirken sich negativ auf die Sexualität aus. Bei Frauen führen eine Geburt und die ersten Stillwochen oft dazu, dass sie weniger Lust verspüren. Ihre Lebenskraft wird »anderswo« gebraucht, von dem kleinen verletzlichen Wesen, das gerade auf die Welt gekommen ist. Noch häufiger ist dies der Fall, wenn die Frau einen Dammschnitt oder einen Kaiserschnitt hatte.

Einige Krankheiten führen zu einem Rückgang der Lust: Depressionen zum Beispiel oder Stoffwechselstörungen wie Diabetes.

Auch langfristige medikamentöse Therapien können die Libido beeinflussen, besonders Psychopharmaka (Antidepressiva, Beruhigungsmittel usw.).

Und letztendlich kann vorübergehende Unlust auch an Überbeanspruchung, Stress und Müdigkeit liegen.

Die Erfolge der chinesischen Medizin

Auch wenn die Blockade eine tiefliegende psychologische Ursache hat, leistet die chinesische Medizin hier in jedem Fall einen wichtigen Beitrag zur Lösung des Problems, ob alleine oder begleitend zu einer anderen Behandlungsform. So wie psychische Reaktionen körperliche Verbesserungen nach sich ziehen können (Behandlung psychosomatischer Krankheiten), kann die Beseitigung energetischer Blockaden zu psychischen oder körperlichen Verbesserungen führen. Deshalb können Qi Gong-Übungen, Akupunktur oder die Stimulation bestimmter Energiepunkte oft sexuelle Unlust beheben, wie auch Heilpflanzen oder ätherische Öle.

In der chinesischen Medizin hat die sexuelle Energie ihren Sitz im Lendenbereich. Die Energie der Lenden, auch Jing-Energie genannt, ist meist bei sexueller Unlust beteiligt. Diese Energie kann durch ein sexuelles Trauma »erschlagen« worden sein. Sie ist dann im Genitalbereich (wie die medizinischen Texte es ausdrücken) »eingefroren« und kann nicht frei fließen. Nicht nur die Sexualität ist davon betroffen, sondern diese blockierte Energie kann auch Probleme in anderen Körperregionen verursachen oder andere wichtige Funktionen stören. Zwei weitere Energien können ebenfalls Anteil am Rückgang der Libido haben: die Energie der Leber und die Energie der Milz.

In der klassischen chinesischen Ursachenlehre kann ein Rückgang der Libido deshalb drei Ursachen haben:

> Kontraktion und Verknotung des Leber-Qi

> Kälte und Feuchtigkeit im Zusammenhang mit einer Leere der Milz

> Qi-Leere der Niere

In den alten Akupunktur-Texten ist von der »Milchschnur« die Rede, wenn es um Erektionsunfähigkeit geht, und von einer »kalten Gebärmutter«, wenn Frigidität gemeint ist. Unser Wort Frigidität hat dieselbe Etymologie zum Ursprung (lat. »frigidus« = »kalt«).

In der chinesischen Medizin bezeichnet die »Niere« sowohl die Nieren, die den Urin filtern, als auch die Nebennierenrinde und das Nebennierenmark, die Eierstöcke oder Hoden – daher die Verbindung zwischen »Niere« und Libido.

Altchinesische Darstellung der Nieren

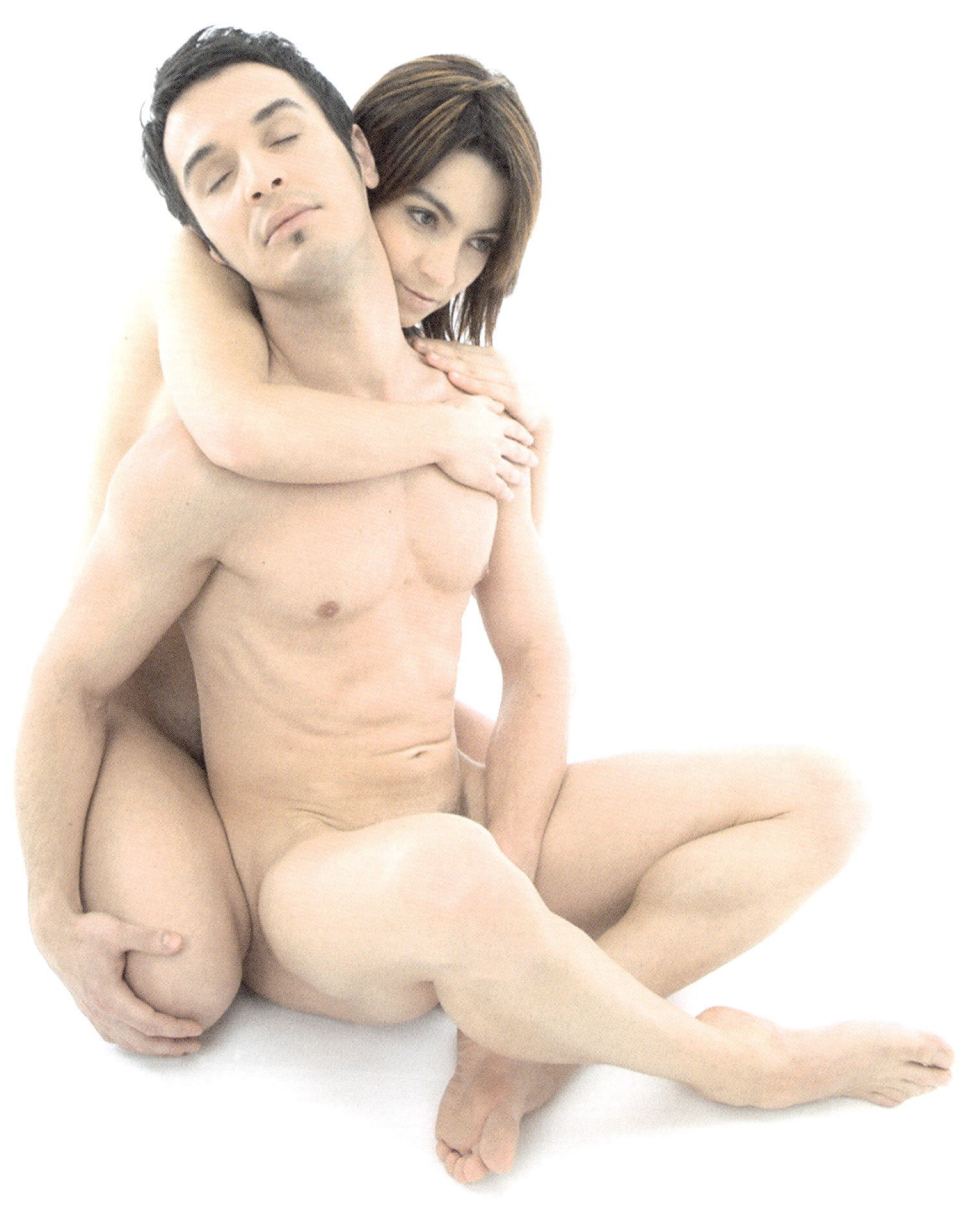

Was Sie in jedem Fall tun können,
um Ihre sexuelle Energie zu verbessern

W as auch immer die Natur oder die Ursache Ihres Problems ist: Wenn Sie fühlen, dass Ihre Libido schwach oder gering ist, praktizieren Sie zunächst regelmäßig die auf der folgenden Seite beschriebene **Qi Gong**-Übung. Mit ihr können Sie Ihre sexuelle Energie wieder zum Fließen bringen, was schnell dazu führen wird, dass Ihr sexuelles Potenzial und Ihre Lust ansteigen. Diese Übung wird zunehmend von chinesischen Ärzten und auch von einigen westlichen Sexualtherapeuten eingesetzt, die Qi Gong anbieten. Anschließend können Sie sich (allein oder zu zweit) mit **Massagen** anregen und mithilfe der **Moxabustion**[1] bestimmte Akupunkturpunkte erwärmen.

Auch **Heilpflanzen** können Ihnen helfen, Ihre schwache Libido anzuregen, gleich was die Ursache ist. Wir empfehlen Ihnen bewusst Pflanzen aus westlichen Arzneibüchern[2], die wir gemäß der energetischen Klassifizierung der chinesischen Medizin ausgewählt haben. Außerdem raten wir Ihnen zu **ätherischen Ölen**[3], auch wenn diese galenische Form in den chinesischen Arzneibüchern nicht vorkommt.

[9] Siehe *Guide pratique des moxas chinois*, Yves Réquéna. Siehe Anhang 12, S. 138.

[10] Diese westliche energetische Pflanzenklassifizierung wird in mehreren Veröffentlichungen angesprochen, siehe *Le Guide du bien-être selon la médécine chinoise*, von Yves Réquéna und Marie Borrel (für die allgemeine Leserschaft) und *Acupuncture et Phytothérapie* von Yves Réquéna (für Fachkräfte).

[11] Siehe Anhang 14, S. 142.

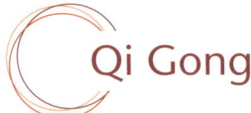

Qi Gong

»Der Hirsch«

> Stellen Sie sich mit parallel und schulterbreit voneinander entfernten Füßen hin.

> Beugen Sie leicht die Knie und legen Sie die Hände auf die Hüften.

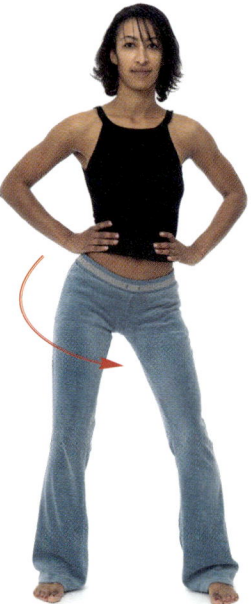

> Bewegen Sie Ihr Becken in einer flüssigen und gleichmäßigen Bewegung vor und zurück, ohne Ihre Haltung zu verändern.

> Um die Wirkung der Übung zu verstärken, können Sie Ihre Atmung dem Rhythmus der Bewegung anpassen: Atmen Sie aus, wenn Sie das Becken nach vorn bewegen, und atmen Sie ein, wenn Sie es zurückbewegen.

> Machen Sie diese Bewegung ununterbrochen mindestens 50-mal (50-mal hin und zurück).

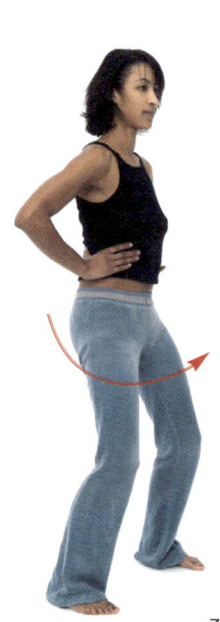

> Kehren Sie dann in Ihre Ausgangsposition zurück und beschreiben Sie mit Ihrem Becken Kreise, ohne Ihre Haltung zu verändern. Dazu brauchen Sie sich nur vorzustellen, dass ihr Steißbein wie ein Stift mit seiner Spitze Kreise im Sand zieht.

> Beschreiben Sie so große Kreise wie möglich und atmen Sie dabei gleichmäßig. Machen Sie 25 Kreise in eine Richtung (von links nach rechts), dann 25 Kreise in die andere (von rechts nach links).

> Wenn Sie diese Übung täglich zehn Minuten lang machen, werden Sie schnell ihre wohltuende Wirkung feststellen.

> Sie können pro Tag zwei oder drei Übungseinheiten mit 50 oder sogar 100 Kreisen einplanen.

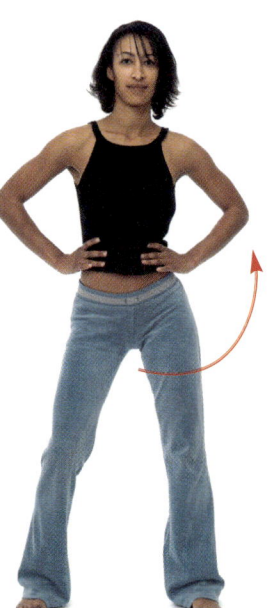

Moxabustion

> Hierbei geht es darum, einen Akupunkturpunkt im Beckenbodenbereich zu erwärmen: den 1 Ren Mai (1 RM), den die Chinesen Hui Yin nennen. Es ist der erste Punkt dieses Meridians. Er liegt auf halbem Weg zwischen Anus und Vulva bei der Frau bzw. zwischen Anus und Hodensackansatz beim Mann.

> Sie können diesen Punkt selbst anregen, müssen dabei aber sehr genau und umsichtig vorgehen, um sich nicht zu verbrennen. Praktischer ist es, wenn Sie Ihren Partner bitten, den Punkt für Sie zu erwärmen.

WIE GEHT ES?

> Setzen Sie sich mit einem Kissen unter dem Po auf den Rand Ihres Bettes, spreizen Sie die Beine, legen Sie die Füße auf den Bettrand, um gut den Beckenbodenbereich freizulegen, und legen Sie sich mit dem Oberkörper aufs Bett. Sie können auch auf allen Vieren stehen.

> Ihr Partner entzündet eine Moxazigarre und hält sie an den zu erwärmenden Bereich. Er regt den Bereich so lange an, bis Sie starke Wärme spüren (ohne natürlich an die Schmerz- oder Verbrennungsgrenze zu kommen).

> Die Wärme muss sanft und wohltuend sein. Sobald sie unangenehm wird, ist es Zeit, die Stimulation zu beenden.

Heilpflanzen

> Um dieses Programm abzuschließen, machen Sie eine Kur mit Damiana (Turnera aphrodisiaca). Diese Pflanze, die antidepressive, anregende und aphrodisische Eigenschaften besitzt, wächst in der Mitte des amerikanischen Kontinents (Kalifornien, Mexiko usw.). Traditionell verwendet man ihre Blätter als Tee, um Ermüdung, besonders sexuelle, zu bekämpfen, und um eine schwache Libido zu stärken.

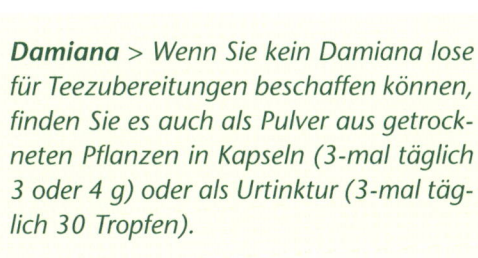

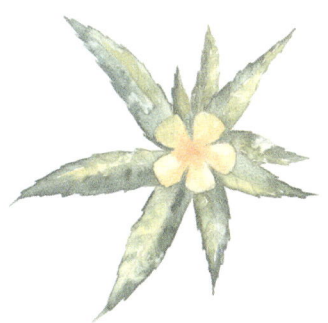

__Damiana__ > Wenn Sie kein Damiana lose für Teezubereitungen beschaffen können, finden Sie es auch als Pulver aus getrockneten Pflanzen in Kapseln (3-mal täglich 3 oder 4 g) oder als Urtinktur (3-mal täglich 30 Tropfen).

Massage

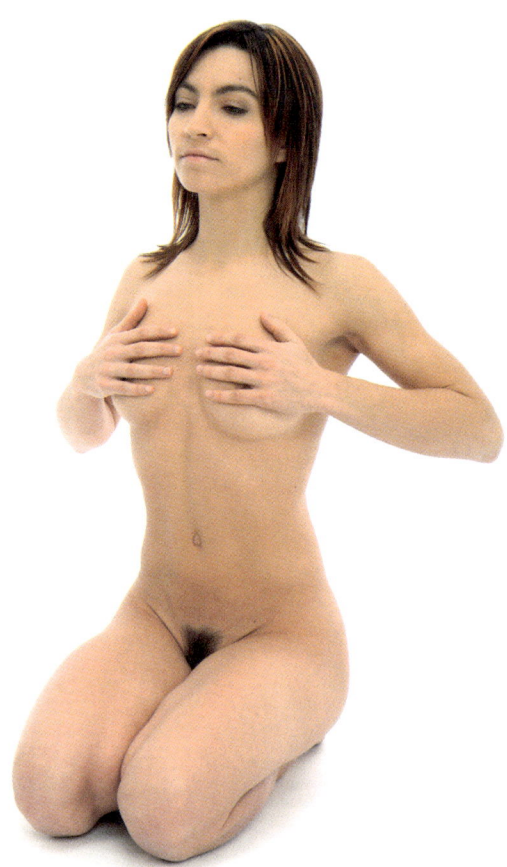

Sie können diese Massage allein machen oder Ihren Partner darum bitten, wenn Sie in einer vertrauensvollen Beziehung leben.

Für Frauen: Massage der Brüste

> Diese Massage wird ohne Öl oder Creme mit leichten Berührungen durchgeführt. Wenn Sie möchten, dass Ihr Partner Sie massiert, bitten Sie ihn, sich hinter Sie zu stellen und mit den Händen Ihre Brüste zu umfangen. Dabei darf er während der gesamten Massage keine erotischen Absichten hegen, denn das Ziel der Massage ist es nicht, Sie vorübergehend zu erregen, sondern, Ihre sexuelle Energie durch hormonelle Stimulation dauerhaft zu wecken.

> Die Hände liegen auf den Brüsten, die Brustwarzen befinden sich in der Mitte der Handflächen.

> Die Mittelfinger berühren sich in der Mitte der Brust.

> Atmen Sie aus und bewegen Sie dabei die Hände in einer leicht kreisenden Bewegung nach innen. Dann atmen Sie aus und bewegen dabei die Hände nach außen.

> Machen Sie diese Bewegung 18-mal in jede Richtung.

> Verkrampfen Sie nicht Ihre Schultern oder Ihren Rücken, und lassen Sie Ihre Wirbelsäule fließend der Bewegung folgen: Beugen Sie sich leicht nach hinten, wenn die Hände auseinandergehen, beugen Sie sich nach vorn, wenn die Hände sich aufeinander zu bewegen.

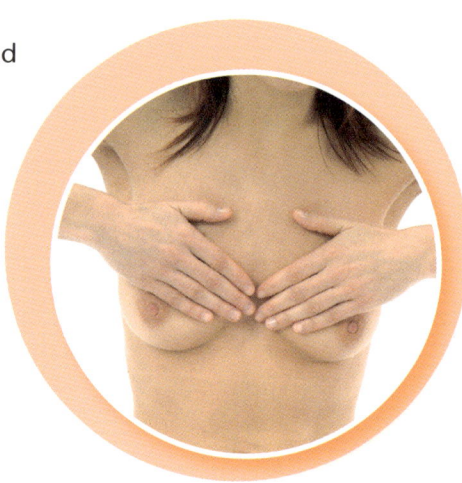

Für Männer: Massage der Hoden

> Auch hier wird ohne Öl massiert. Sie können die Gesten selbst durchführen oder Ihre Partnerin bitten, es für Sie zu tun.

> In diesem Fall setzen Sie sich auf den Rand Ihres Bettes oder eines Sessels und legen sich ein Kissen unter den Po, damit Ihre Partnerin Ihre Hoden einfach mit den Händen erreichen kann. Sie können sich auch mit gebeugten und leicht gespreizten Beinen auf den Rücken legen.

> Die Massage betrifft nicht das Glied. Sie ist kein Vorspiel für Masturbation oder Fellatio, sondern eine Geste mit dem Ziel der hormonellen Stimulation.

> Jede Hand umfängt einen Hoden.

> Die Finger kneten leicht den Hodenansatz auf ihrer gesamten Fläche, wie Katzenpfoten.

> Man kann den Druck allmählich erhöhen, ohne jedoch an die Schmerzgrenze zu kommen.

> Führen Sie diese Massage 5 Minuten lang durch.

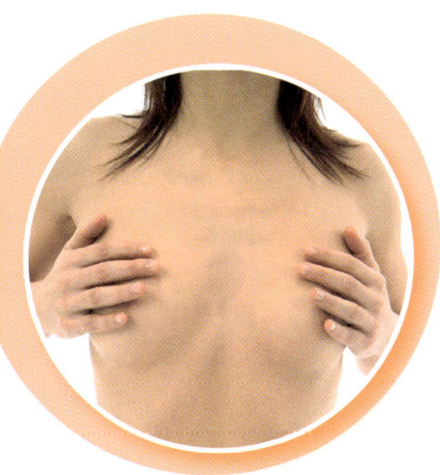 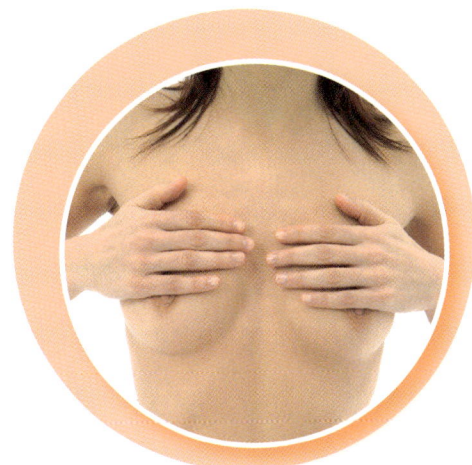

Was Sie tun können bei:

»Verspannung und Verknotung des Leber-Qis«

Dieses energetische Ungleichgewicht zeigt sich in einer Blockierung der Libido, ohne dass sie inexistent oder eingeschlafen ist. Es ist, als wäre sie vorhanden und wach, ohne aber gelebt werden zu können. Man empfindet es als unmöglich, »zur Tat zu schreiten«. So ein Mensch ist verärgert, seine Gefühle sind chaotisch, seine Nerven liegen blank. Er neigt zum Somatisieren: Migräne, Magenkrämpfe, Muskelverspannungen ... Bei Frauen kann sich dieses Ungleichgewicht in einer schmerzhaften und gestörten Menstruation und auch in Schwierigkeiten und Schmerzen bei der Penetration äußern, bei Männern durch sexuelle Pannen aufgrund von emotionalen Blockaden oder Ängsten.

Hier sind drei Maßnahmen, die dazu beitragen können, den Energiefluss wiederherzustellen und die Lage zu entspannen.

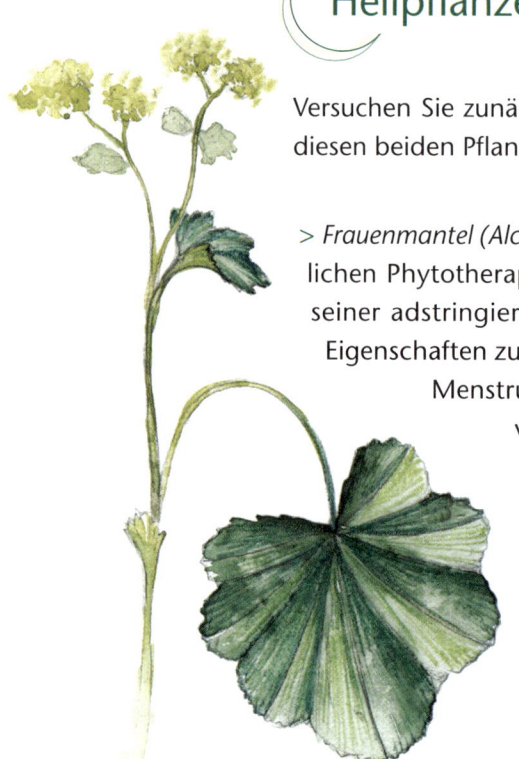

Heilpflanzen

Versuchen Sie zunächst eine 3-wöchige Kur mit diesen beiden Pflanzen zusammen.

> *Frauenmantel (Alchemilla vulgaris):* In der westlichen Phytotherapie nutzt man ihn aufgrund seiner adstringierenden und wundheilenden Eigenschaften zur Milderung einer zu starken Menstruation oder zur Behandlung von Scheideninfektionen. In der chinesischen Energetik schreibt man ihm eine saure, adstringierende und kühlende Energie zu. Frauenmantel ist sehr gut zur Wiederherstellung des Energieflusses bei einer Verknotung des Leber-Qis geeignet.

> *Frauenmantel: Sie können ihn als Kräutertee trinken. Nehmen Sie dazu 1 Esslöffel getrocknete Blätter auf eine große Schale kochendes Wasser. Lassen Sie den Tee 10 Minuten lang ziehen. Trinken Sie zwei Tassen täglich, aber nicht direkt vor oder nach den Mahlzeiten.*

> *Mönchspfeffer: Auch ihn können Sie als Kräutertee trinken. Nehmen Sie dazu 1 Esslöffel auf eine Tasse kochendes Wasser. Lassen Sie den Tee 10 Minuten lang ziehen. Trinken Sie zwei Tassen täglich.*

> *Mönchspfeffer (Vitex agnus castus):* Im Westen kennt man die follikelvermindernde Wirkung dieses kleinen Strauchs, dessen Blüten und Früchte therapeutisch genutzt werden. In der chinesischen Energetik gilt er als Pflanze mit sanfter und kühler Energie. Man verwendet ihn, um Spannungen des vegetativen Nervensystems zu zerstreuen und die Hormonsekretion zu harmonisieren.

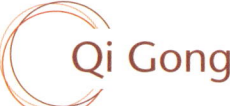

Qi Gong

»Der Adler breitet die Schwingen aus«

> Stellen Sie sich mit den Füßen aneinander hin, die Arme sind am Körper.

> Bewegen Sie den rechten Fuß einatmend nach vorn.

> Bringen Sie Ihr Körpergewicht auf Ihr vorderes Bein, indem Sie es leicht beugen.

> Heben Sie gleichzeitig den rechten Arm mit der Handfläche zum Himmel nach vorn bis in die Waagerechte und den linken Arm nach hinten.

> Heben Sie den rechten Arm immer noch einatmend in die Vertikale, während Sie Ihr Körpergewicht auf Ihr leicht gebeugtes Hinterbein verlagern.

> Atmen Sie aus, während der Arm seine Bahn nach hinten fortführt und die Handfläche sich zur Erde dreht. Während dieser Arm mit dem Abstieg beginnt, hebt sich der linke Arm weiter, und das Körpergewicht verlagert sich wieder nach vorn. Die Ausatmung endet, wenn die rechte Hand unten und die linke oben ist.

> Führen Sie die Bewegung gleichmäßig fort, ohne die Schultern zu belasten, und lassen Sie Brustkorb und Kopf sich aufseiten des rechten Arms drehen, wie um 180° nach hinten zu schauen.

> Machen Sie auf diese Weise 15 bis 20 Umdrehungen mit den Armen, gehen Sie dann mit dem linken Bein einen Schritt nach vorn und beginnen Sie die Bewegung erneut, indem Sie sich umgekehrt abstützen.

Diese wohltuende Haltung trägt den Namen »Der Adler breitet die Schwingen aus«.

Um die ganze Wirkung der Übung zu spüren, machen Sie sie regelmäßig 5-10 Minuten täglich.

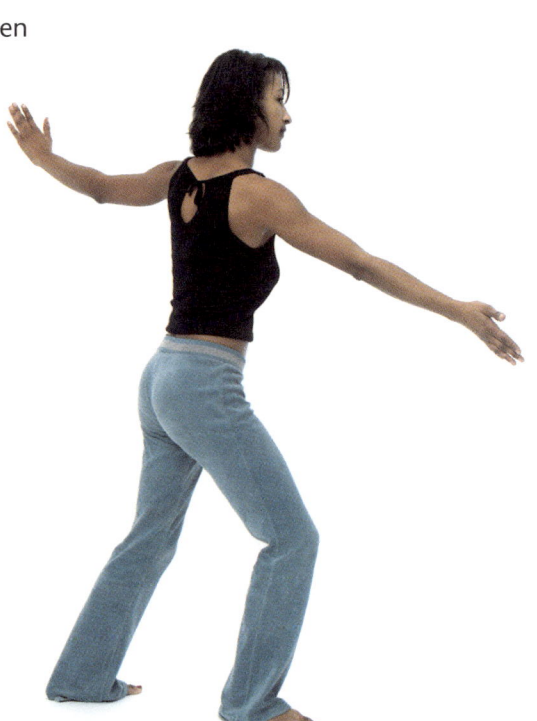

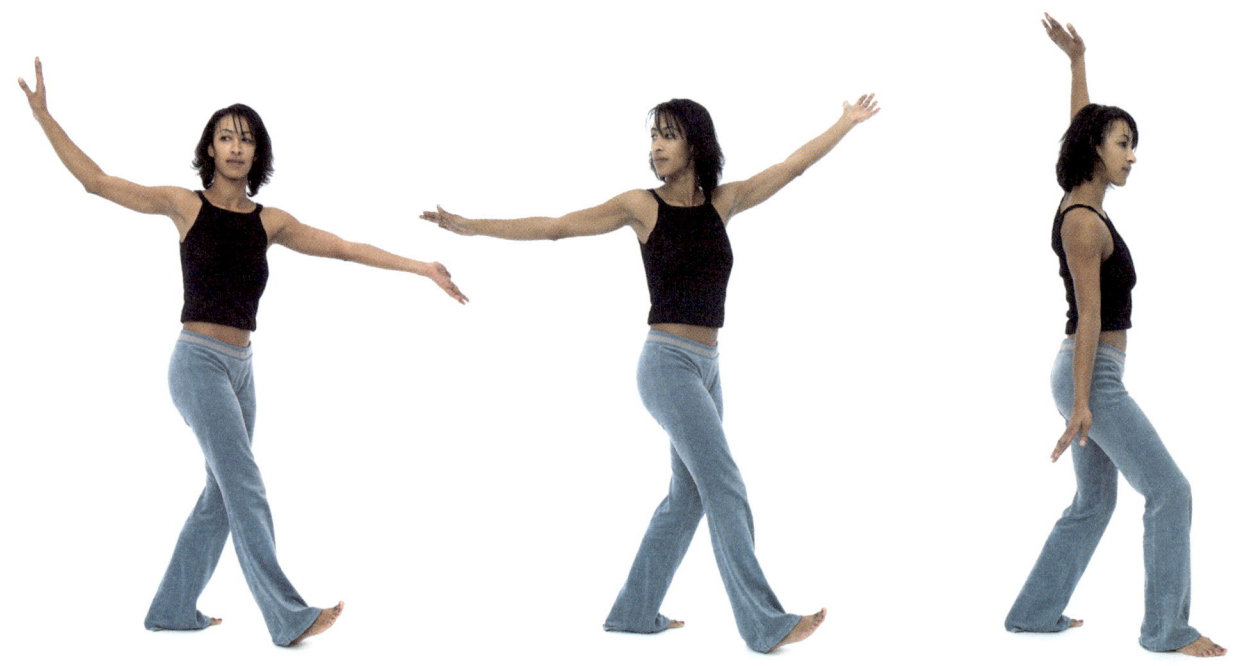

Massage mit ätherischen Ölen

Diese Massagen werden bei Frauen und Männern in unterschiedlichen Bereichen durchgeführt.

> Beim Mann wird der Bereich des Solarplexus und der Leber massiert. Ersterer befindet sich in der Bauchmitte, zweitere unter den Rippen auf der rechten Körperseite.

> Bei der Frau wird der Bereich der Eierstöcke und der Leber massiert. Erstere liegen am Unterbauch direkt über dem Schambein zwischen den Kämmen der Hüftbeine. Zweitere befindet sich, wie beim Mann, auf der rechten Körperseite direkt unter den Rippen.

> Machen Sie die Massagen mit ätherischen Ölen, um eine bessere Wirkung zu erzielen.

> Vermischen Sie für den Bereich der Leber 3 Tropfen ätherisches Basilikumöl mit einem Esslöffel Bio-Pflanzenöl (Weizenkeimöl, Aprikosenkernöl o. Ä.).

> Vermischen Sie für den Bereich der Eierstöcke oder des Solarplexus 3 Tropfen ätherisches Ylang-Ylang-Öl mit einem Esslöffel Bio-Pflanzenöl (vorzugsweise Nachtkerzenöl oder Borretschöl).

> Man kann die Massagen selbst machen oder sie vom Partner durchführen lassen. Das Wichtigste dabei ist, sie täglich 5 Minuten lang in jedem Bereich durchzuführen.

Diese Massagen können auch Frauen mit Eierstockzysten machen, unter der Bedingung, dass sie vorsichtig mit einem Massageöl durchgeführt werden, das ein geeignetes ätherisches Öl enthält und von einem Aromatherapeuten verschrieben wurde.

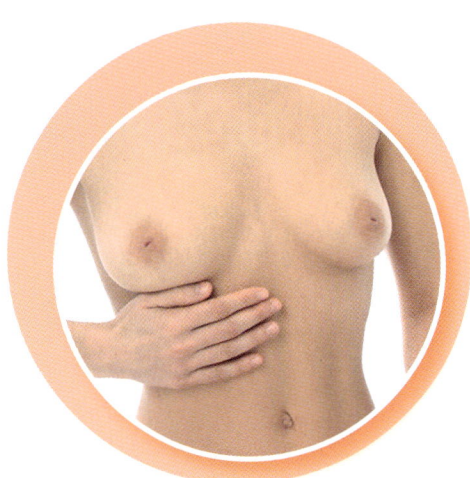

Bereich der Leber

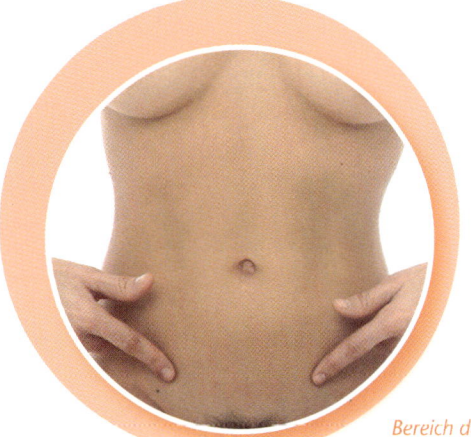

Bereich der Eierstöcke

Was Sie tun können bei: »*Leere der Milz*«

In der chinesischen Medizin spricht man genauer gesagt von »Kälte und Feuchtigkeit in Milz und Gebärmutter«. Dieses Symptom kann sich bei Frauen nach Blutungen, nach einer Geburt oder auch nach einer Abtreibung zeigen. Es wird oft mit Blutarmut in Verbindung gebracht, deren Behandlung sehr wichtig ist. Männer wie Frauen können diese Art von schwacher Libido in Zeiten von Überbeanspruchung spüren, wenn Sorgen allgegenwärtig sind: Man ist genervt und schafft es nicht, von der Kopfgesteuertheit wegzukommen. Auch chronische Krankheiten, die mit starken Medikamenten behandelt werden müssen, können zu einer geringeren Libido aufgrund einer »Leere der Milz« führen, genauso wie eine Schilddrüsenunterfunktion und Immunschwächen mit viraler oder autoimmuner Ursache. Die davon Betroffenen sind im Allgemeinen blass mit leicht gelblichem Teint. Sie fühlen sich entkräftet. Sie haben das Gefühl, dass ihr Körper sehr schwer ist. Zudem können sie an Appetit- und Verdauungsstörungen leiden.

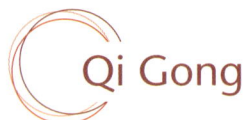 Qi Gong

»*Nach rechts und nach links schauen*«

> Stellen Sie sich mit parallel und schulterbreit voneinander entfernten Füßen hin.

> Legen Sie die linke Hand auf den Bauch direkt über den Nabel und legen Sie darüber die rechte Hand.

> Atmen Sie durch den Mund ein und durch die Nase aus. Heben Sie einatmend die rechte Hand vertikal mit der Handfläche nach vorn auf Schulterhöhe. Schieben Sie die Hand dann ausatmend in einem 45°-Winkel zur Brust nach vorn. Ihr Blick geht zur Hand über die Fingerspitzen hinaus.

*Diese Bewegung heißt ganz einfach »Nach rechts und links schauen«.
Wenn Sie sie täglich 5 Minuten lang üben, werden sie schnell die wohltuende Wirkung spüren. Sie bringt das Blut ins Gleichgewicht, harmonisiert die Energie und reguliert die Hormonsekretion. Damit sorgt sie dafür, dass die sexuelle Energie leichter wieder fließen kann, die durch eine Erschöpfung der Energie der Milz blockiert war.*

> Atmen Sie jetzt durch die Nase ein und führen Sie den Arm wieder sanft und gerundet hinunter, als wollten Sie die Energie der Natur einsammeln. Ihre Hand geht bis auf die Höhe des Schambeins, ohne es aber zu berühren. Lassen Sie sie dann vor die Brust bis auf die Höhe

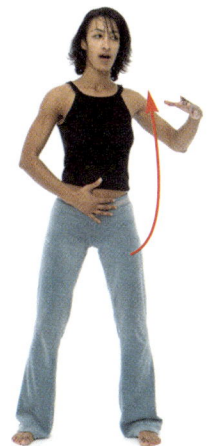
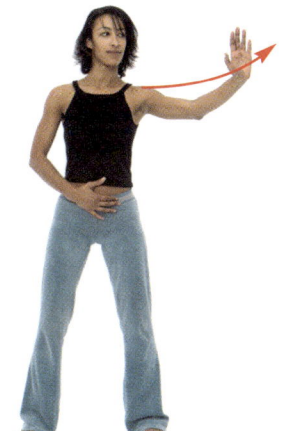
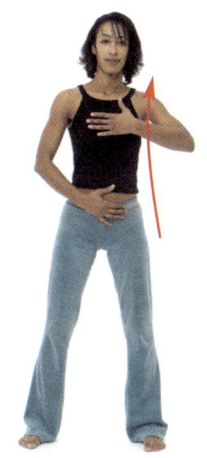

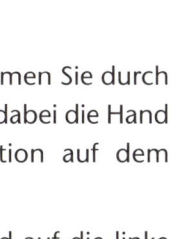
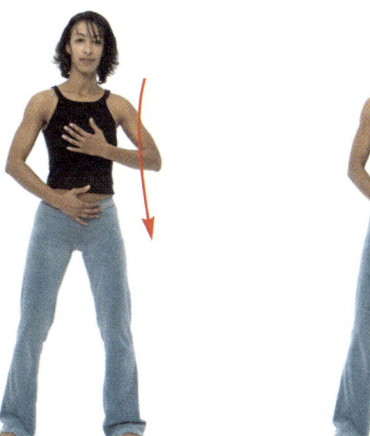

des Halses hochwandern. Atmen Sie durch die Nase aus und führen Sie dabei die Hand in ihre ursprüngliche Position auf dem Bauch zurück.

> Lassen Sie die rechte Hand auf die linke gleiten, die die ganze Zeit an derselben Stelle geblieben ist. Führen Sie dann mit der linken Hand, die jetzt über der rechten liegt, die gleiche Bewegung andersherum aus.

> Diese Übung ist nur dann wirkungsvoll, wenn man sie konzentriert ausführt: Atmen Sie bis zum Genitalbereich durch den Mund ein, um reines Qi aus der Natur aufzunehmen. Lassen Sie beim Ausatmen »verbrauchte« Energie heraus, nehmen Sie dann beim Einatmen das Qi der Natur auf und lassen Sie es immer noch einatmend durch die Meridiane Ren Mai (Mittellinie) und Chong Mai (zwei links und rechts davon parallel (zwei Fingerbreit voneinander entfernt) verlaufende Linien) vom Schambein bis zum Hals aufsteigen. Gehen Sie dann beim Ausatmen den Weg wieder mit der Vorstellung zurück, diese drei Akupunktur-Meridiane zu öffnen, durchlässig zu machen, auszugleichen[1].

---

[1] Für nähere Angaben siehe *Les Mouvements du bonheur* von Yves Réquéna[20].

Heilpflanzen

Zwei Pflanzen können hier angewendet werden: Enzian und Römische Kamille.

> *Enzian (Gentiana lutea):* Auch in der westlichen Phytotherapie gilt Enzian als bitteres Tonikum. In seiner Würze wohnt eine warme Energie, mit der er die Energie der Milz stimulieren kann.[1]

> *Römische Kamille (Anthemis nobilis):* Diese in Gärten wild wachsende Blume gehört zu den großen Heilpflanzen des Westens. Nach der energetischen Klassifizierung trocknet sie die Feuchtigkeit der Milz aus und stimuliert mit ihrer Bitterkeit und Wärme die allgemeine Energie.

> ***Enzian:*** *Sie können ihn als Mazeration trinken. Lassen Sie dazu 3 g trockene Wurzel 3 Stunden lang in einer Tasse mit kochendem Wasser ziehen. Trinken Sie zwei Tassen täglich vor den Hauptmahlzeiten. Um den bitteren Geschmack abzumildern, können Sie den Kräutertee mit etwas Honig süßen.*

> ***Römische Kamille:*** *Bereiten Sie sich einen Tee zu, indem Sie eine Tasse kochendes Wasser auf einen Esslöffel getrocknete Pflanze geben und das Getränk 10 Minuten ziehen lassen. Trinken Sie drei Tassen täglich.*

Moxabustion

> Mit einer brennenden Moxazigarre[2] können Sie diesen Punkt erwärmen, der sich auf der Innenseite des Beines befindet.

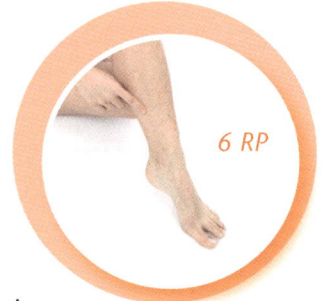

6 RP

> *6 Milz:* Dieser Punkt auf dem Milz-Meridian wird traditionell *San Yin Jiao* genannt, was »Schnittpunkt der drei Yin« bedeutet. Er liegt vier Fingerbreit über dem Fußknöchel.

---

[1] Vorsicht bei Enzian: Bitte nie verwechseln mit dem hochgiftigen Weißen Germer, der sehr ähnlich aussieht! Enzian am besten nur in Apotheken kaufen.

[2] Siehe Anhang 12, S. 138.

Massage mit ätherischen Ölen

> Die in diesem Fall zu massierenden Bereiche sind beim Mann der Solarplexus und bei der Frau der Bereich der Eierstöcke (siehe S. 51). Verwenden Sie für die Massage auf jeden Fall einen Esslöffel Weizenkeimöl, vorzugsweise Bio, in das Sie 3 Tropfen ätherisches Kümmelöl gegeben haben.

> Auch ätherisches Zimtöl ist sehr gut geeignet, um die Aktivität der Geschlechtsorgane zu stimulieren.

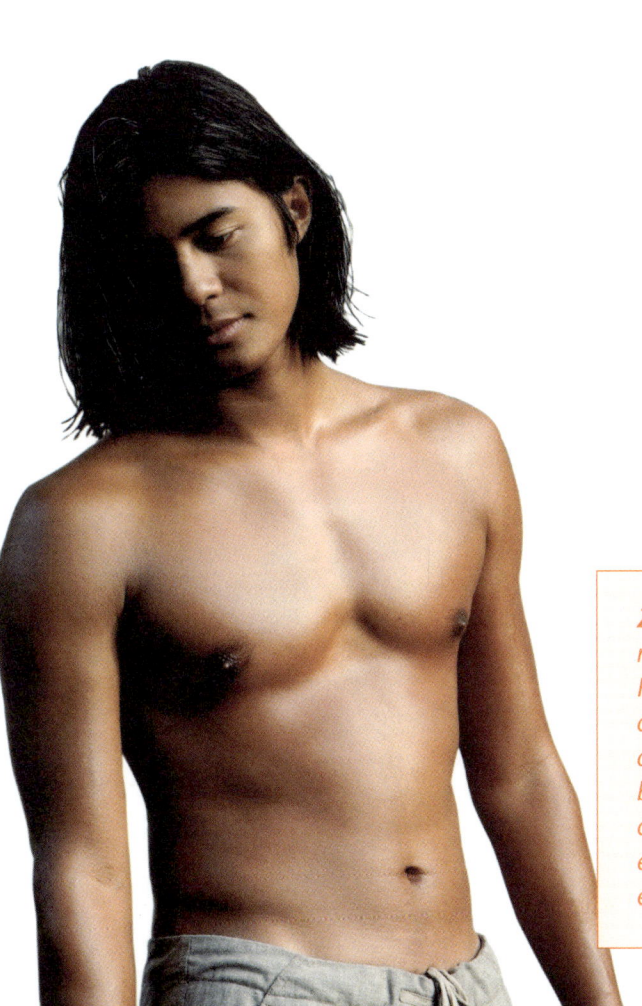

Zimtöl ist hautreizend, wenn man es in zu konzentrierter Form anwendet. Besser ist daher die orale Einnahme, dabei darf aber keinesfalls die vorgeschriebene Dosis überschritten werden: 2 Tropfen, 2-mal täglich, in einem Teelöffel Honig oder auf einem Stück Toastbrot.

Was Sie tun können bei: »*Leere des Nieren-Qis*«

Wir haben es bereits erwähnt: Die Energie der Niere ist für die Libido besonders wichtig. Ihre Qualität und ihr Gleichgewicht haben den größten Einfluss auf die sexuelle Erfüllung. Wenn sie zu schwach ist, hat der Betroffene nicht genug Energie, um sich nach dem Sex und der damit verbundenen körperlichen Anstrengung leicht und schnell zu erholen. Deshalb neigt so ein Mensch dazu, Sex zu sublimieren. Diese Art von Schwäche kann nach einer chronischen Erkrankung der Nieren oder der Prostata, der Knochen oder der Geschlechtsorgane (Eierstöcke, Gebärmutter, Hoden usw.) auftreten. Sie kann auch psychische Ursachen haben, wenn man einen schweren emotionalen Schock erlitten hat, besonders starke Angst. Die Energie der Niere kann auch nach einem sexuellen Trauma (Vergewaltigung, Inzest, Aggression usw.) blockiert werden, auch nach einer psychologischen Aggression, die symbolisch in der Sexualität nachklingt (mentale Manipulation, Kastrationsbeziehung usw.) und schließlich auch nach allen Zuständen körperlicher Erschöpfung und Überbeanspruchung, wie tiefen Depressionen mit einem kompletten Verlust von Lebensfreude und Tatkraft.

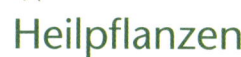

Heilpflanzen

Wenn es eine Pflanze gibt, die Ihre Probleme lindern und die Energie der Niere ankurbeln kann, dann die Brachdistel.

> *Brachdistel (Eryngium):* In der energetischen Klassifizierung wird ihr eine warme, salzige und herbe Energie zugeschrieben. Sie stimuliert die Energie der Niere, besonders in ihren sexuellen Ausprägungen. Sie wird häufig zur Behandlung von Impotenz und Frigidität angewendet.

> Ebenfalls angezeigt ist die *Schafgarbe (Achilea millefolium).*

*Die **Brachdistel** ist lose zur Teezubereitung nicht einfach zu bekommen. Besser ist es, sie als getrocknete Pflanze in Form von Kapseln einzunehmen (2-mal täglich 2 Kapseln).*

Massage mit ätherischen Ölen

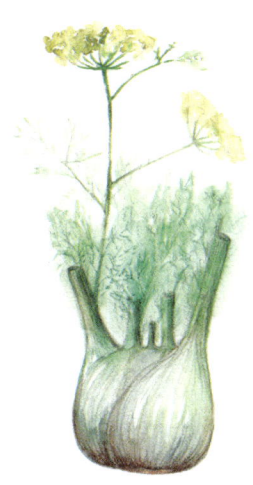

Um die Energie der Niere anzuregen, können Sie den Nierenbereich (am unteren Rücken) mit geschlossenen Fäusten erst kreisend und dann klopfend massieren, sowie den Unterbauch (zwischen Nabel und Schambein) mit flachen Händen in einer wechselnden und schrägwinkligen Bewegung. Abschließend können Sie eine Massage der Nieren- und Unterbauchbereiche direkt auf der Haut machen, mit einem Esslöffel Bio-Sesamöl, in das Sie 3 Tropfen ätherisches Fenchelöl gegeben haben.

Als Ergänzung können Sie morgens und abends 2 Tropfen ätherisches Kiefernöl (nicht mehr) auf einem Teelöffel Honig oder einem Stück Toastbrot einnehmen.

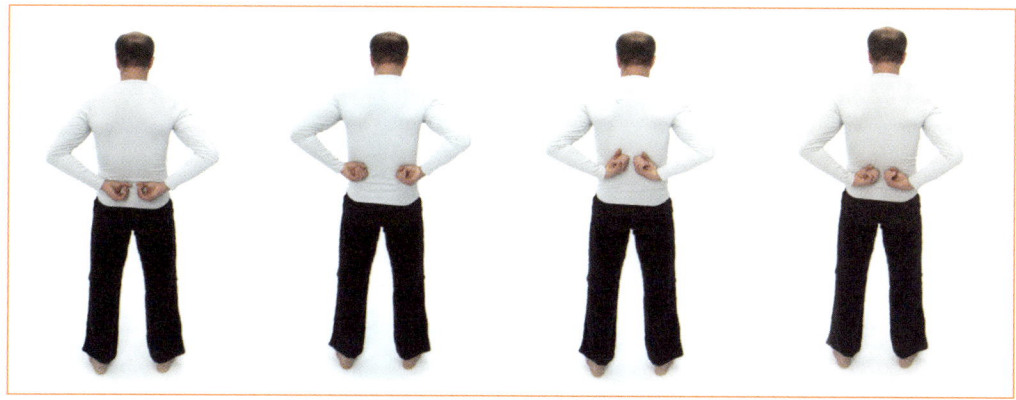

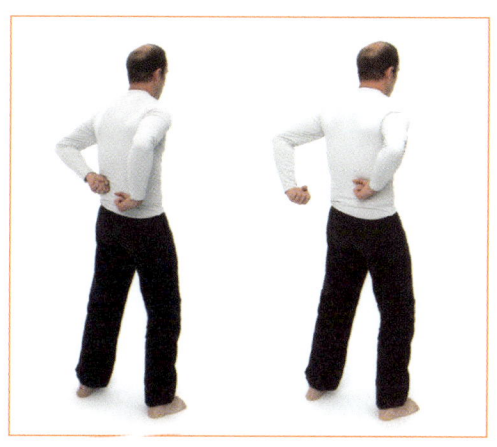

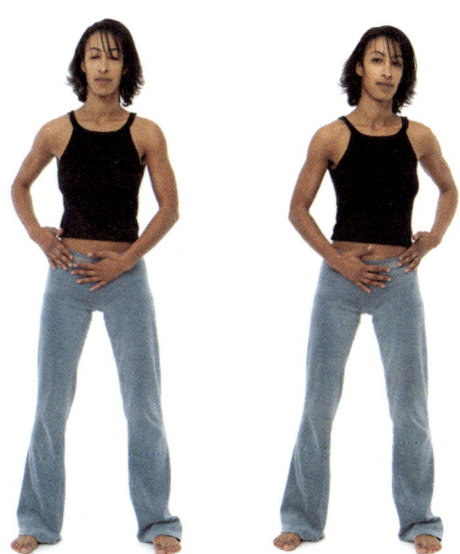

Moxabustion

Erwärmen Sie mit einer brennenden Moxazigarre die beiden folgenden Punkte[1]:

> *Konzeptionsgefäß KG 4:* Die Chinesen nennen es *Guan Yuan*, was »Schranke der ursprünglichen Energie« bedeutet. Es befindet sich auf der Mittellinie des Unterleibs drei Fingerbreit unter dem Nabel.

> *Konzeptionsgefäß KG 6.* Traditionell heißt es *Qi Hai*, was »Meer des Qi« bedeutet. Es befindet sich direkt über dem vorigen, nur 1,5 Fingerbreit unter dem Nabel.

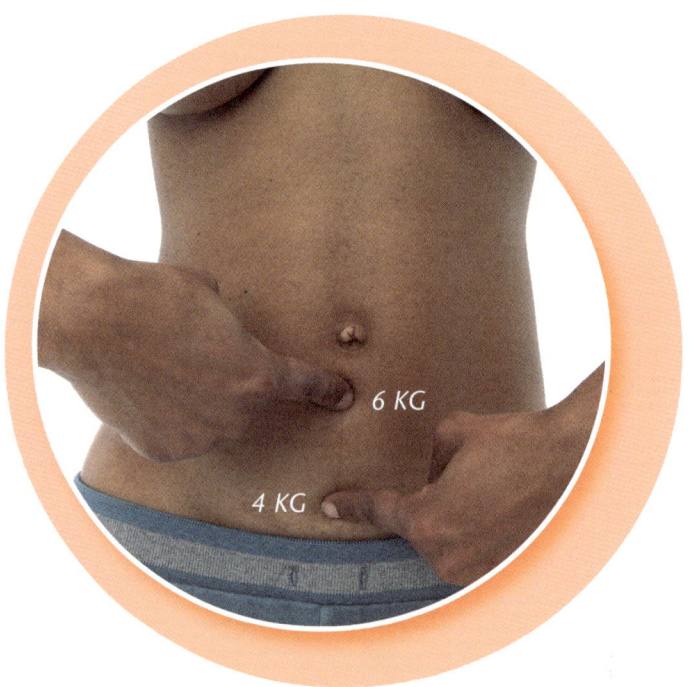

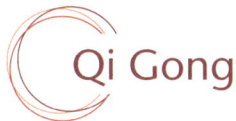

Qi Gong

»Die 4 Elefanten nähren das Yang der Lenden«

Üben Sie täglich 5 bis 10 Minuten lang diese Haltung mit dem Namen »Die 4 Elefanten nähren das *Yang* der Lenden«.

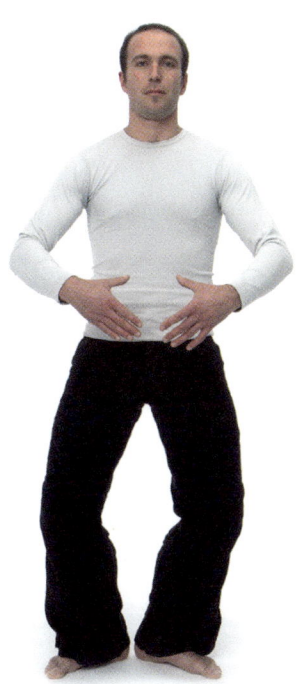

> Stellen Sie sich mit den Füßen nebeneinander hin, spreizen Sie dann die Fußspitzen, als würden Sie einen Fächer öffnen, und lassen Sie dabei die Fersen zusammen.

> Beugen Sie die Knie und spreizen Sie sie dabei ebenfalls, damit sich die Hüften öffnen.

> Die Körperachse muss ganz gerade, vertikal bleiben. Achten Sie darauf, sich nicht vorzubeugen oder ins Hohlkreuz zu fallen.

> Heben Sie die Hände mit gebeugten Armen vor sich, bis sie sich auf der Höhe des Dan Tian (Unterbauch) befinden. Ihre Handflächen sind diesem Bereich zugewandt, Ihre Ellenbogen sind leicht nach außen angehoben.

> Machen Sie den Hals ganz lang, als wollten Sie mit dem Scheitelpunkt den Himmel berühren, und halten Sie die Zungenspitze gegen den Gaumen.

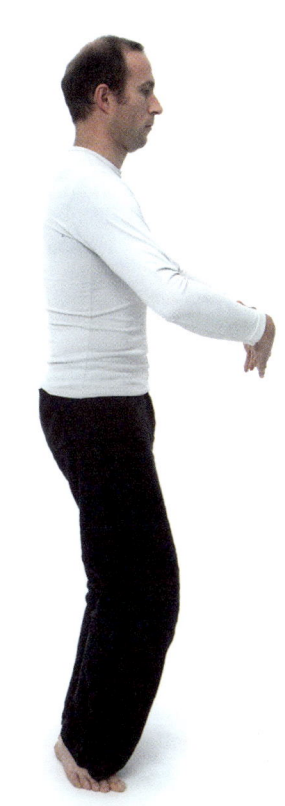

> Gehen Sie zur taoistischen Atmung über, ohne Ihre Haltung zu verändern: Heben Sie einatmend den Beckenboden an, ohne dabei die Schließmuskeln zusammenzuziehen, und lassen Sie dann die Luftsäule bis zum Brustkorb aufsteigen, während Sie die Rippen anheben. Wenn Sie ausatmen, lassen Sie zunächst Luft aus dem Brustkorb und entspannen dann allmählich den Bauch. Ihre Atmung muss weit und tief bleiben, so natürlich wie möglich.

> Konzentrieren Sie sich während der gesamten Übung auf den Ming Men-Punkt: Er befindet sich auf der Wirbelsäule in der Nierenhöhle, auf gleicher Höhe mit dem Nabel.

Öffnen Sie sich dem Geben und Nehmen ...

Wirklich schöne Momente der Liebe wollen gut vorbereitet sein. Zunächst der Ort: Licht, Düfte, weiche Stoffe, ein feines und leichtes Essen ... Dann der Körper. Energetische Übungen aus der uralten chinesischen Tradition regen die Lust an und intensivieren die Empfindsamkeit des Körpers. Einige werden allein geübt, um sich vorzubereiten. Andere macht man zu zweit im Moment der Begegnung.

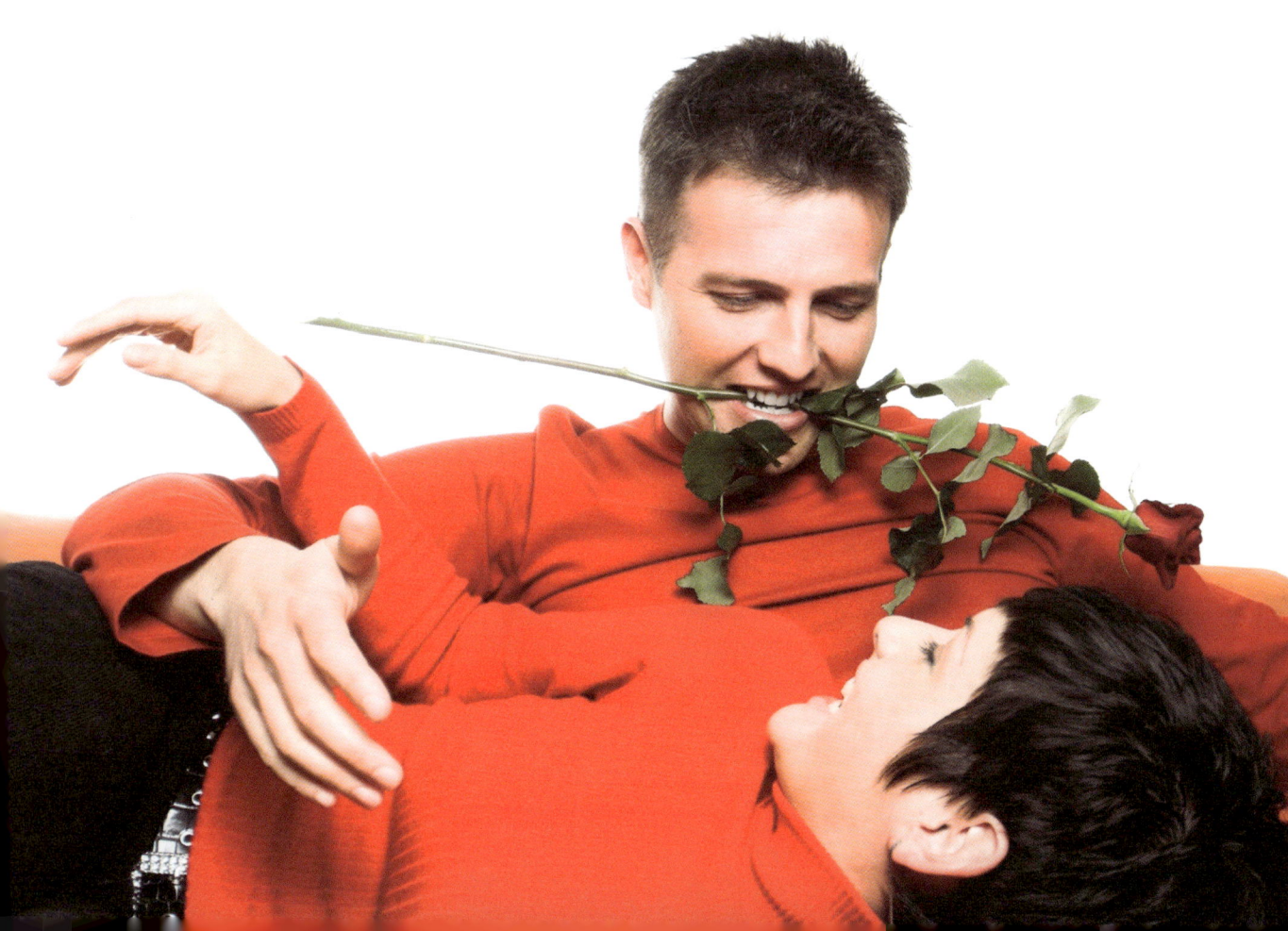

*S*ie möchten, dass Ihre sexuellen Begegnungen absolut erfüllend sind? Dann bemühen Sie sich, optimale Bedingungen zu schaffen, damit sie harmonisch, ausgeglichen und befriedigend für Sie werden. Es gibt etliche klassische chinesische Abhandlungen über Sexualität, die auch sehr gut dokumentiert sind. Zum Großteil wurden sie von Ärzten der traditionellen Medizin geschrieben: von Akupunkteuren, die Qi Gong praktizierten, Ernährungsratschläge gaben und Heilpflanzen verschrieben. Diese Therapeuten waren Meister in der Kunst der gesunden Lebensführung, der Verhinderung von Krankheiten und des Kampfes gegen vorzeitige Alterung. Ihr Ziel war immer zuerst Prävention statt Heilung, in allen Bereichen, auch in Bezug auf die Sexualität. Das gilt auch noch für unsere Zeit. Aber bevor wir uns in die genauen Details und Empfehlungen vertiefen, machen wir einen Augenblick am Wegesrand halt, um besser zu verstehen, wie die Chinesen Sexualität sehen.

Initiation gestern und heute

Im Westen bedeutet sexuelle Erfüllung, so oft wie möglich und so intensiv wie möglich zum Höhepunkt zu kommen, wobei die sexuelle Freiheit an erster Stelle steht. Für die Chinesen der Antike hatte sexuelle Erfüllung nichts mit dieser besessenen Einstellung zu tun, die in unserem Denken so viel Platz einnimmt. Das Streben nach Genuss ist nicht der einzige Zweck von Sexualität, auch nicht die bloße harmonische Krönung einer Liebesbeziehung.

Für die Chinesen liegt der Zweck von Sexualität darin, die Lebensenergie zu aktivieren. Eine erfüllte Sexualität ist eine Quelle der Energie und der Neubelebung für Körper und Geist. Und ein solches Ziel ist es wert, Zeit und Mühe darin zu investieren. Deshalb empfehlen Ärzte der traditionellen chinesischen Medizin Sex, um die Gesundheit zu erhalten. Die Taoisten sind der Auffassung, dass eine gut gelebte, gut geführte, erfüllte Sexualität sogar einen Weg zum spirituellen Aufstieg ist. Zunächst waren deshalb spezielle sexuelle Techniken nur den Initiierten vorbehalten und wurden von den Meistern an ihre Schüler weitergegeben. Der erste Initiierte dieser Techniken war der erste Kaiser und Gründer der chinesischen Zivilisation, Huangdi. Heute sind diese Empfehlungen allen zugänglich, die sexuell erfüllt sein und gleichzeitig ihre Gesundheit erhalten und ein langes Leben begünstigen möchten.

Die Empfehlungen betreffen Sex an sich, aber auch die intime Vorbereitung jedes Partners und die Schaffung der geeigneten Atmosphäre.

Entspannung braucht Vorbereitung

Um den Schwindel der Sinne wirklich kennen zu lernen, sollten beide Partner idealerweise in Liebe verbunden sein. Einige Menschen fühlen sich jedoch zueinander hingezogen, ohne unbedingt verliebt zu sein, während andere sich lieben, ohne zu sexueller Erfüllung zu gelangen. All das kann unter anderem von einer mehr oder weniger guten Kompatibilität ihrer Energie herrühren[1].

Für die Chinesen ist Liebe zur sexuellen Erfüllung nicht unbedingt notwendig. Die Lehren des Tao laden uns ein, dem körperlichen Partner gegenüber eine Einstellung anzunehmen, die das Liebesgefühl ersetzen kann: ein Gefühl der Verehrung, der Kontemplation. Der andere ist ein körperliches, seelisches, emotionales und geistiges Ganzes, und die gegenseitige Anziehung, die uns miteinander verbindet, wird zur Inspirationsquelle für das Glück beider Partner. Das Liebesgefühl an sich schafft keine Voraussetzungen für gegenseitige Erfüllung, besonders, wenn es von Besitzgier gefärbt ist. Und wenn das Streben nach Genuss dann noch zur Besessenheit wird, sind wir ganz schnell so davon eingenommen, dass wir in uns selbst nicht die Entspannung und Öffnung finden können, die wir für die Explosion unserer Sinne brauchen.

Wenn wir aber nicht in uns aufräumen, besteht die große Gefahr, dass die Scherereien und Sorgen des Alltags diese Momente stören, die ein Fest der Sinne sein sollten. Das Tao lädt uns dazu ein, uns in eine Geistesverfassung zu vertiefen, in der innere Entspannung und Öffnung für den anderen Hand in Hand gehen.

Die folgenden Empfehlungen bezwecken nicht in erster Linie, eine schwache Libido anzuregen. Ihr Ziel liegt darin, Menschen mit »normaler« Sexualität zu helfen, sich »auf Befehl« zu entspannen und die Empfänglichkeit ihrer Sinne weiterzuentwickeln, um ihren Tastsinn zu verfeinern und ihren Genuss länger andauern zu lassen.

Um optimale Bedingungen für sexuelle Bereitschaft, Entspannung und wache Sinne zu schaffen, können Sie das folgende Programm befolgen und regelmäßig eine oder mehrere Übungen daraus abwechselnd durchführen. In nur wenigen Wochen werden Sie feststellen, dass Sie ganz anders an eine intime Begegnung herangehen.

---

[1] Siehe Seite 25 bis 35.

»Windhauch«-Atmung

Dies ist eine Übung, die jeden Abend regelmäßig geübt wird, wenn man nach Hause kommt. Mit ihr können wir gegen innere Unruhe und geistige Zerstreutheit vorgehen und so jeden Stress von uns weisen. Üben Sie 10 Minuten täglich. Sie werden schnell merken, dass Ihre Gedanken ruhiger und Ihre Gefühle sanfter werden und dass Ihre Unruhe verfliegt[1] – als würde die Ruhe auf die vom Wind gekräuselte Oberfläche des Sees zurückkehren, so dass wieder sein Grund sichtbar wird. Die Übung hilft uns außerdem, uns wieder mit unserem Körpergefühl zu verbinden. Es ist eine Haltung, die sich später beim Sex noch als überaus nützlich erweisen kann, denn körperlich können wir keine Erfüllung finden, wenn wir unruhig und zerstreut sind oder wenn wir vor uns selbst davonlaufen.

> Sie sitzen bequem auf dem Rand eines Stuhls oder, besser, auf einem Meditationskissen.

> Ihre Augen sind geschlossen, Sie atmen ruhig.

> Atmen Sie dann durch die Nase ein, halten Sie dabei die Zunge an den Gaumen und blicken Sie mit geschlossenen Augen etwa 30° nach oben.

> Atmen Sie mit offenem Mund mit einem leisen Geräusch aus, halten Sie dabei die Zunge an den Boden des Mundraumes und blicken Sie mit geschlossenen Augen etwa 30° nach unten.

> Atmen Sie in dieser Weise ruhig und tief 5 Minuten oder länger weiter, wie Sie möchten.

> Sie können diese Übung gleichzeitig nebeneinander machen. Sie können aber auch allein üben, bevor Ihr Partner zu Ihnen kommt, oder die Übung nach der Liebe machen, um mit einer Meditation zu beginnen.

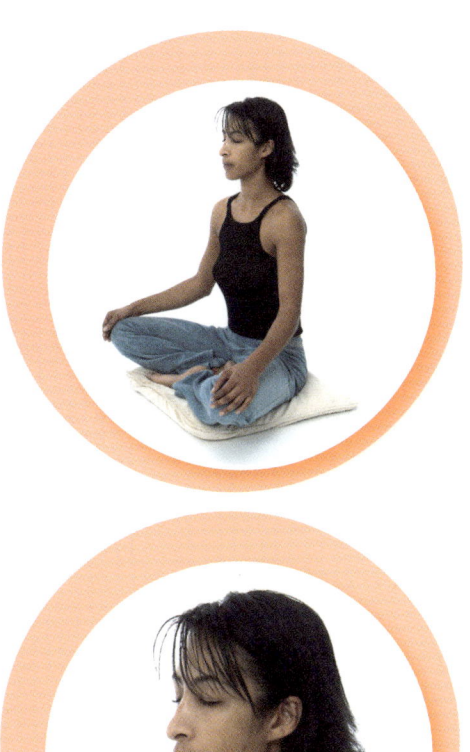

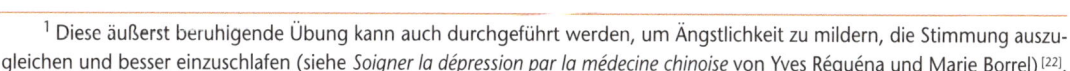

---

[1] Diese äußerst beruhigende Übung kann auch durchgeführt werden, um Ängstlichkeit zu mildern, die Stimmung auszugleichen und besser einzuschlafen (siehe *Soigner la dépression par la médecine chinoise* von Yves Réquéna und Marie Borrel) [22].

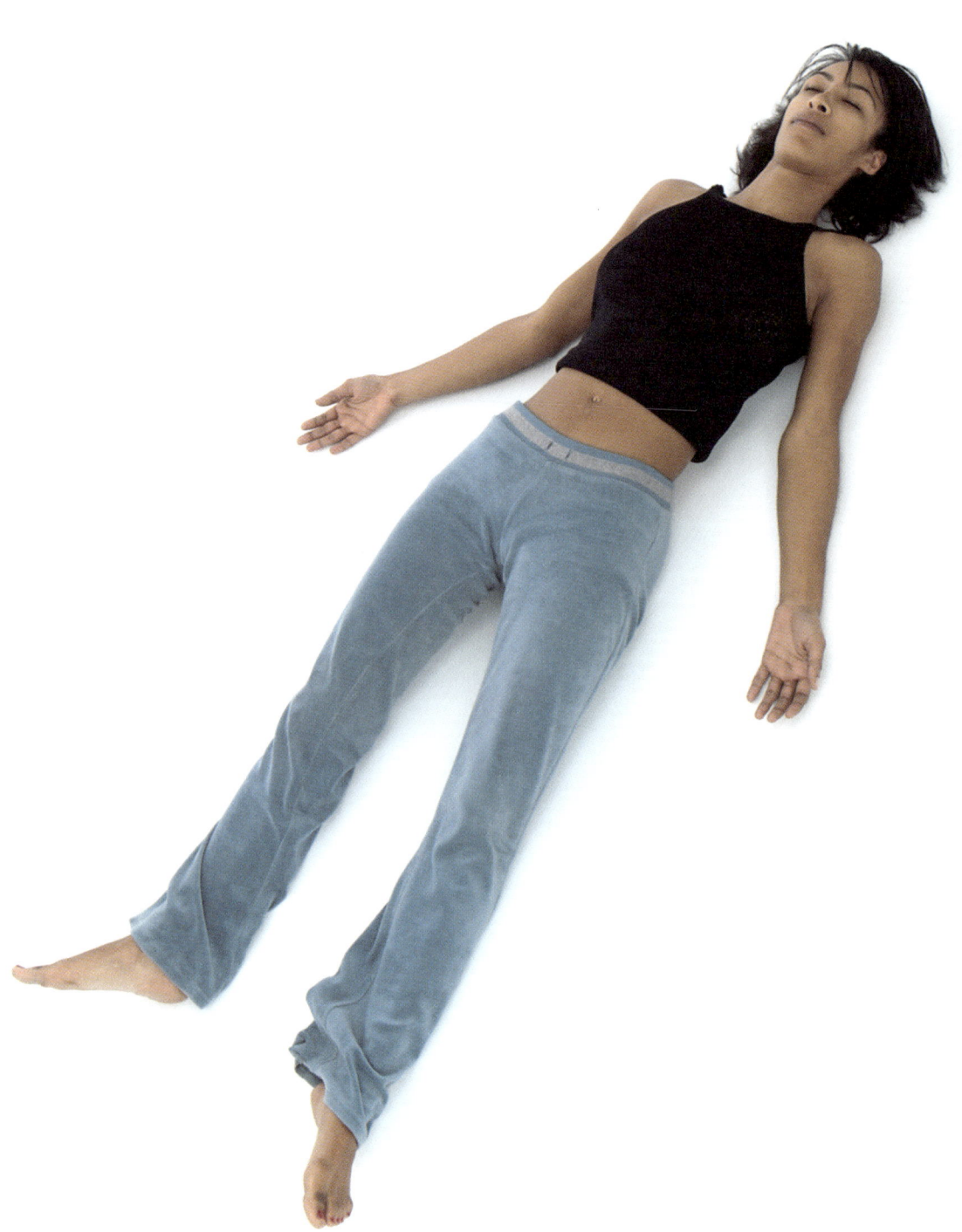

Den Körper darauf einstellen, sinnliche Botschaften wahrzunehmen

Für Taoisten ist es undenkbar, sich auf den Weg zur sexuellen Erfüllung zu begeben und den erwarteten Nutzen daraus zu ziehen, ohne regelmäßig Qi Gong zu praktizieren. Im alten China waren körperliche Übungen auf Qi Gong, Tai Chi und die Kampfkunst beschränkt. Es gab keinen Sport in dem Sinne, wie wir ihn heute kennen. Diese energetischen Praktiken haben wohltuende Wirkungen, die vergleichbar mit denen beim Sport sind: Sie vertiefen den Atem, verbessern die Pumpaktion des Herzens und steigern die Vitalität. Es ist eine Pflege des Körpers und der Energie, die uns hilft, erotische Angriffsstürme zu überstehen, oder die uns die Kraft gibt, unsere Sexualität in jedem Alter zum Ausdruck zu bringen.

Im Westen ist Sport von jeher praktisch ein Ersatz für diese Kampfsportpraktiken oder energetischen Übungen. Nichts hindert Sie daran, den Sport Ihrer Wahl auszuüben, wenn er Ihnen Spaß macht, aber verbinden Sie doch einfach regelmäßige Qi Gong-Übungen damit. Mit der Zeit und mit fortschreitender Übung werden Sie feststellen, dass Ihre Hände sich mit Energie aufladen, wenn Sie sie brauchen, und diese Energie kann bis in die Sexualregion in den Genitalbereich fließen. Wenn auch Ihr Partner Qi Gong praktiziert, können sich diese beiden Energien berühren, miteinander kommunizieren, sich austauschen, um alle Ihre Empfindungen zu verstärken und Ihnen eine beispiellose sexuelle Befriedigung zu schenken.

Hier nun einige Übungen, die Sie auch allein durchführen können, ohne an einem Kurs teilnehmen zu müssen.

Atmung durch die Haut

> Legen Sie sich mit den Armen am Körper auf den Rücken.

> Stellen Sie sich beim Atmen vor, dass die Energie der Natur in Ihre Haut eintritt und in jeden Knochen Ihres Körpers vordringt: zuerst die Füße, dann in die Unterschenkel, Knie, Oberschenkel, Becken, Wirbelsäule, Rippen, Brustbein, Schulterblätter, Schlüsselbeine, Oberarme, Unterarme, Handgelenke, Hände, Gesichtsknochen und Schädel.

> Machen Sie für jeden Bereich 3 bis 5 Atmungen, bevor Sie zum nächsten weitergehen.

> Wenn Sie ausatmen, lassen Sie die verbrauchte Luft aus der Haut austreten, aber behalten Sie ihre Energie in Ihren Knochen.

Wenn Sie diese Übung regelmäßig machen, wird sie Ihnen helfen, sich mit allen Bereichen Ihres Körpers und mit Ihrer gesamten Hautfläche zu verbinden.
Dadurch wiederum verstärken sich in hohem Maße Ihre Körperempfindungen. Die Übung bewirkt außerdem, dass Sie sich schnell entspannen und Zärtlichkeiten intensiver empfangen und schenken können.

»Die Goldblume füllt das Feld«

> Stellen Sie sich mit den Füßen nebeneinander hin, die Arme sind am Körper.

> Stellen Sie den linken Fuß auf Schulterbreite und beugen Sie leicht die Knie.

> Heben Sie die Hände einatmend mit den Handflächen nach vorn. Führen Sie sie ausatmend mit zum Himmel gerichteten Handflächen auf Taillenhöhe.

> Spreizen Sie dann die Hände, um den Meridian der Mitte zu öffnen, indem Sie die Handflächen nach hinten drehen. Führen Sie die Hände dann mit nach vorn gerichteten Handflächen vor sich auf Schulterhöhe und legen Sie die Hände aneinander: die linke Hand nach innen, die rechte nach außen.

> Führen Sie die Hände in dieser Haltung zum Himmel und dann ausatmend an den Seiten nach unten, um sie mit den Handflächen zur Brust auf Schulterhöhe wieder zusammenzuführen.

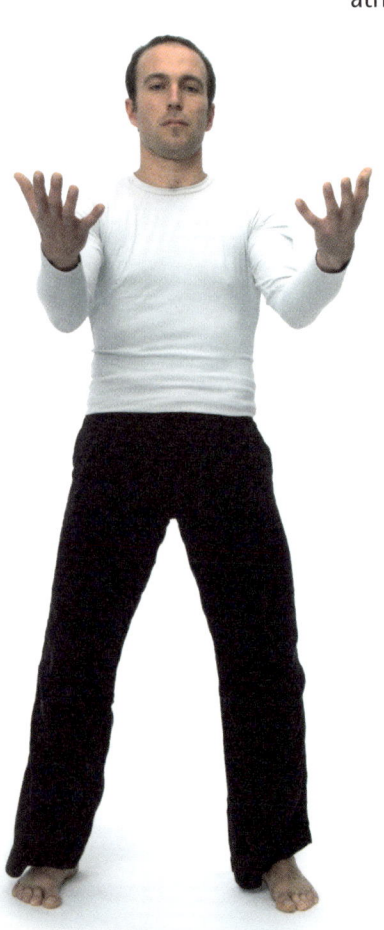

> Atmen Sie erneut ein und drehen Sie dabei die Handflächen nach außen. Öffnen Sie die Arme und führen Sie sie am Körper hinab zur Ausgangsposition.

> Beginnen Sie erneut mit der Übung.

> Machen Sie sie regelmäßig mindestens 10-mal täglich (wenn Sie möchten auch öfter).

> Bei jeder Einatmung nehmen Sie mit Ihren Handflächen und Ihrer gesamten Hautfläche die Energie der Natur, des Himmels und der Erde auf. Die Atmung muss fein, leicht, lautlos sein. Versuchen Sie, auf taoistische Weise zu atmen: Beim Einatmen ziehen Sie den Bauch ein und den Beckenboden nach oben, beim Ausatmen behalten Sie die aufgenommene Energie in sich zurück.

> *Diese Übung entwickelt die osmotischen Fähigkeiten des Körpers. Sie wird Ihnen helfen, mit der Umgebung und mit dem Körper des anderen in eine Osmose zu treten.*

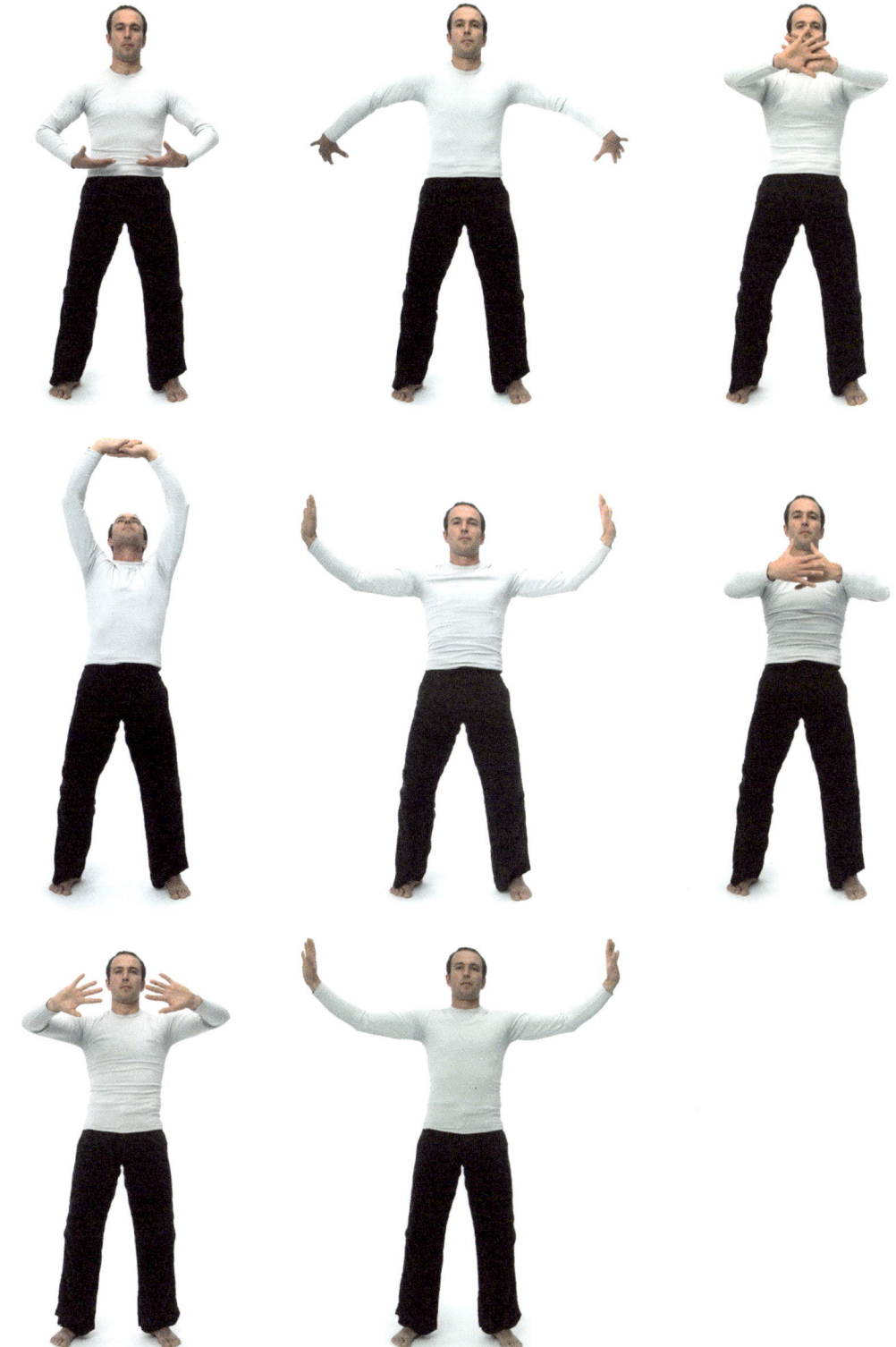

Taoistische Atmung

> Setzen Sie sich im Schneidersitz mit gerader Wirbelsäule und geschlossenen Augen auf ein Kissen oder an den Rand eines Stuhls.

> Halten Sie die Zungenspitze an den Gaumen und verharren Sie eine Zeit lang so, während Sie ruhig und gleichmäßig atmen. Versuchen Sie, sich auf das Gefühl zu konzentrieren, wie die Luft in Ihren Brustkorb ein- und wieder ausströmt.

> Heben Sie dann einatmend den Beckenboden an. Atmen Sie wie ein Ventil, als wollten Sie Ihren Unterbauch zur Wirbelsäule zurückziehen. Sie müssen spüren, wie sich Ihr Schambein zum Bauch bis zu den Rippen hinauf anhebt und wieder absenkt. Lassen Sie dann ausatmend den Bauch und dann den Unterbauch los.

> Versuchen Sie, einen gleichmäßigen und flüssigen Rhythmus beizubehalten, ohne ruckartige Bewegungen, wie eine Welle, die kommt und geht, steigt und fällt. Das Gefühl muss immer angenehm sein. Die Übung darf Sie nicht ermüden, sie soll Sie ganz im Gegenteil erfrischen.

Dies ist eine sehr wichtige Übung, denn wenn Sie diese Atmung einmal verinnerlicht haben, können Sie sie auch bei anderen Übungen anwenden, zum Beispiel bei der vorigen.
Zusammen mit der folgenden Übung wird Sie Ihnen auch zur Kontrolle Ihres Orgasmus nützlich sein.

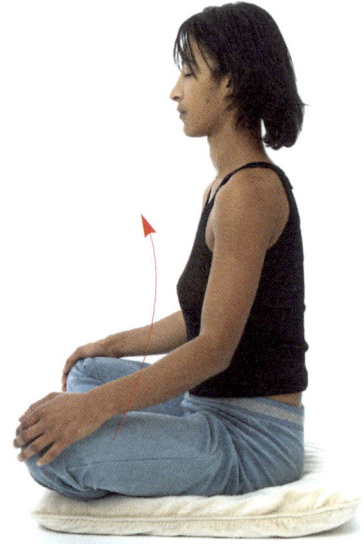 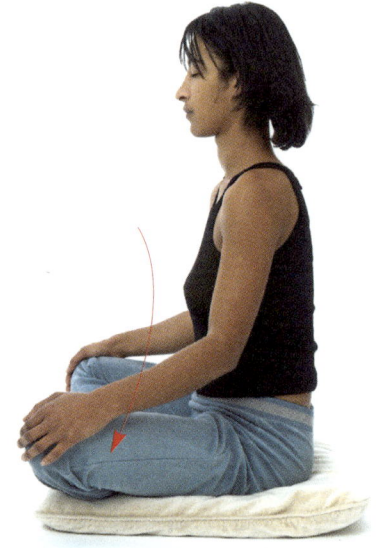

Erweckung des Beckenbodens

Erste Übung:

> Sitzen Sie mit geradem Rücken und versuchen Sie, den Anus zusammenzuziehen, als wollten Sie Stuhlgang zurückhalten.

> Ziehen Sie dann so die Harnschließmuskeln zusammen, als wollten Sie Urin zurückhalten. Diese zweite Empfindung können Frauen leichter wahrnehmen als Männer. Sie müssen sich vorstellen, die Harnröhre bis zur Eichel zusammenzuziehen.

> Ziehen Sie dann den Bereich zwischen Anus und Harnröhrenöffnung zusammen. Genau dort befindet sich der Beckenboden. Hierfür muss nicht der Anus zusammengezogen werden, auch wenn er sich durch die Kontraktion des Beckenbodens indirekt schließt.

Der Beckenboden ist ein flacher Muskel zwischen den Geschlechtsorganen und dem Anus. Er ist praktisch ein »Boden« für die Organe des Bauchraums.

Für Männer und Frauen ist er gleichermaßen wichtig, um die Sexualität und die Libido zu beherrschen. Wir alle sollten regelmäßig diese besondere Muskulatur trainieren.

Viele Frauen kennen diese Übungen, weil ihnen nach einer Geburt oft geraten wird, diesen Muskel zu stärken, der bei der Entbindung oft in Mitleidenschaft gezogen wird.

> Das Ziel ist es, zu der Empfindung zu gelangen, dass der Beckenboden atmet, als wollten Sie ihn anheben statt ihn zusammenzuziehen.

> Um mit der Wahrnehmung des Beckenbodens vertrauter zu werden, versuchen Sie ausatmend, den gesamten Genitalbereich so stark wie möglich zusammenzuziehen, lassen Sie dann los und atmen Sie ein. Es ist besser, diese Art der Kontraktion nicht mit vollen Lungen oder einatmend zu üben, da hierdurch der Herzrhythmus ungleichmäßig werden kann.

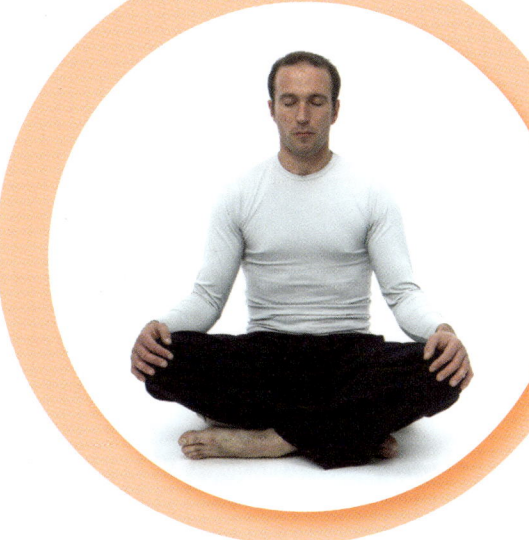

> Machen Sie so einige Kontraktionen und wechseln Sie dabei maximale Kontraktion und komplettes Loslassen ab. Allmählich werden Sie lernen, diesen Bereich so genau wahrzunehmen, dass Sie die Bewegung dosieren können. Mit der Zeit werden Sie Ihren Beckenboden dann so beherrschen, dass Sie ihn willentlich um 10%, 20%, 30% usw. zusammenziehen können.

> Es ist eine Übung, die man still im Auto üben kann, in öffentlichen Verkehrsmitteln, beim Arbeiten usw. Man sollte sie mindestens 10 Minuten pro Woche üben, und bis zu 10 Minuten pro Tag bei sexueller Schwäche oder Blasenschwäche.

Zweite Übung:

> Ziehen Sie ausatmend schrittweise den Beckenboden auf einer gedanklichen Skala von 1 bis 100 zusammen (im Durchschnitt braucht man 5 bis 10 Sekunden, um diese Kontraktionsskala hinaufzusteigen).

> Atmen sie ein und entspannen Sie.

> Beginnen Sie erneut.

> Am Anfang werden Sie eine eher ruckartige Kontraktion spüren, aber da sich mit der Übung Ihre Muskelbeherrschung verbessert, wird die Bewegung mit der Zeit harmonischer.

Diese Übungen werden Ihnen helfen, Ihren Beckenboden zu stärken, was sich direkt auf Ihre Libido auswirken wird.

Männer verhindern damit Prostataprobleme oder zögern sie hinaus, und Frauen vermeiden Beckenstauungen, die zu einer schmerzhaften Periode und Fibromen führen können.

Für beide hat die Übung eine ausgleichende Wirkung auf Probleme mit dem Stuhlgang.

Beim Sex hilft uns die Fähigkeit, den Beckenboden willentlich zusammenzuziehen, unseren Orgasmus zu beherrschen.

Männer können sie dazu nutzen, ihre Ejakulation hinauszuzögern.

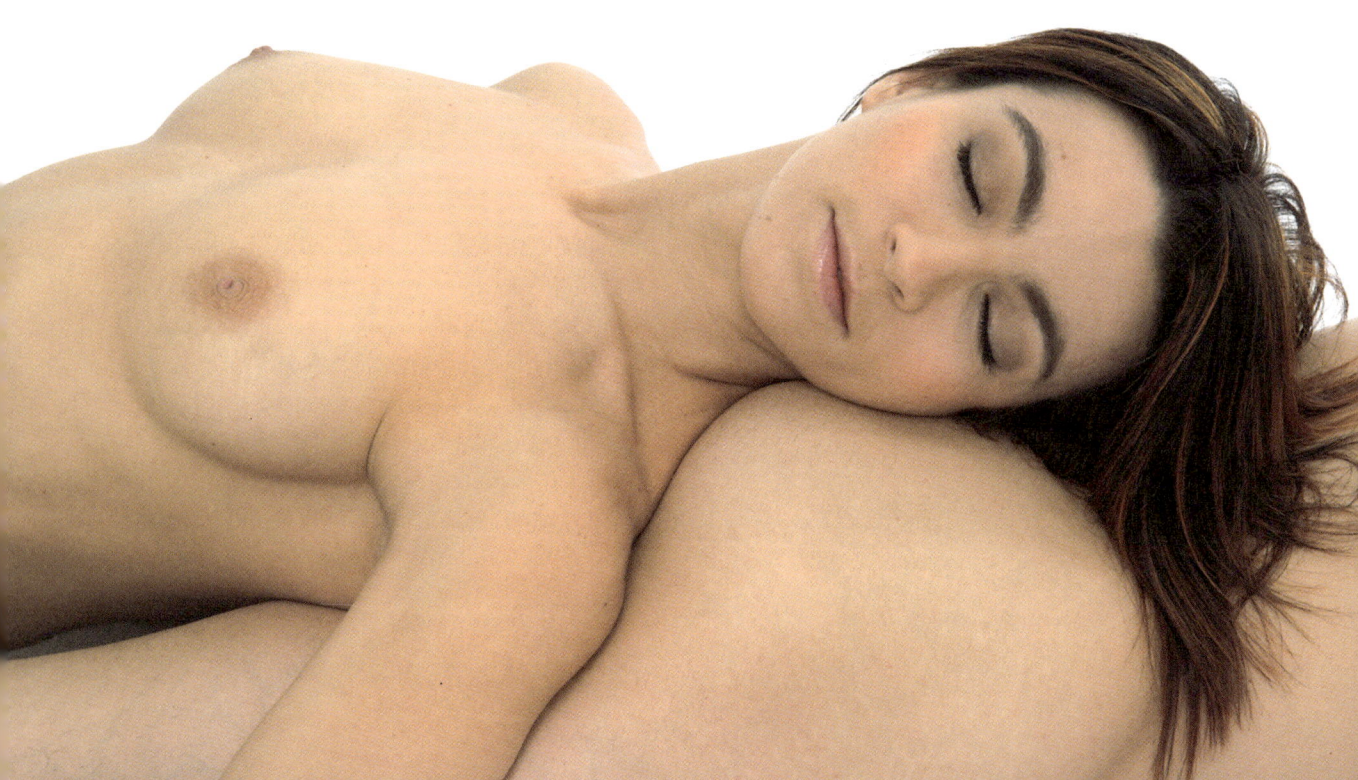

Steigerung des sexuellen Erwachens

> Setzen Sie sich auf den Rand eines Stuhls oder auf ein Kissen, die Wirbelsäule ist gerade, der Kopf ist eine Verlängerung der Halswirbelsäule, als wollten Sie mit dem Scheitelpunkt in den Himmel wachsen. Atmen Sie mit dem Unterbauch, indem Sie ihn sich einatmend füllen lassen und ihn ausatmend leicht zusammenziehen.

> Visualisieren Sie auf der Höhe des Beckenbodens eine Energiekugel von der Größe eines Golfballs, die zur einen Hälfte außen und zur anderen Hälfte innen liegt, zwischen den Geschlechtsorganen und dem Anus.

> Stellen Sie sich vor, dass Sie darunter ein Feuer anzünden, dessen sanfte Flammen an der Kugel lecken und sie erwärmen, bis sie rot glüht.

> Lassen Sie diese Empfindung andauern, bis ein Gefühl von Wärme, Schwingung, Fülle Ihren Beckenboden ergreift und Ihre Lust entfacht.

> Um dieses Gefühl zu beenden, sammeln Sie Speichel im Mund und schlucken ihn dann mit der Vorstellung hinunter, dass er wie in einen Schacht hinabfließt und das Feuer löscht. Auf der energetischen Ebene, wie in der Natur, löscht das Wasser das Feuer.

> Schließlich stellen Sie sich vor, dass durch das Zusammentreffen des kalten Wassers mit der brennenden Glut Dampf aufsteigt. Lassen Sie ihn sich in Ihrem ganzen Körper ausbreiten, bis zum Scheitelpunkt.

Diese Übung ist sehr wichtig, weil wir uns mit ihr bewusst werden können, dass wir unsere intimen Bereiche ohne jemand anderen und ohne direkte Berührung wahrnehmen und dort Empfindungen ohne erotische Stimulation auslösen können. Mit der Übung können wir Kontakt zu unserer reinen sexuellen Energie aufnehmen und uns bewusst machen, dass sie immer verfügbar ist und nicht erst erotisch herbemüht werden muss, um sich zu offenbaren.

Diese Übung ist für Menschen angebracht, die erwarten, erst von ihrem Partner erregt zu werden, und beklagen, dass das nie ausreichend geschieht.

Jeder ist für seine eigene sexuelle Energie verantwortlich. Besser ist es, nicht darauf zu warten, dass der andere Lust in uns weckt, sondern zu lernen, selbst Kontakt mit dieser Lebensenergie aufzunehmen. Sie werden vielfältigen Nutzen daraus ziehen, sowohl was die Entfachung Ihrer Lust angeht als auch was die körperlichen Empfindungen betrifft, die Sie zum Genuss führen. Männer können damit ihre Ejakulation besser beherrschen – sie können sie verlangsamen, abstufen oder auch willentlich kommen lassen.

Erwecken des Bewusstseins von Körper und Händen

> Stehen Sie mit leicht gebeugten Beinen, die Füßen sind nebeneinander.

> Stellen Sie den linken Fuß etwas über Schulterbreite und achten Sie dabei darauf, dass die Füße parallel bleiben.

> Halten Sie die Hände parallel vor sich, mit etwa 15 cm Abstand, als würden Sie einen Ballon vor dem Bauchnabel festhalten.

> Stützen Sie sich gut auf die Füße, als wollten Sie sie in die Erde drücken, und bewegen Sie leicht die Hände voneinander weg, als würden Sie den Ballon auseinanderziehen.

> Kehren Sie in die Ausgangsposition zurück.

> Lassen Sie dann den Ballon in alle Richtungen kreisen: nach links und rechts, nach hinten und vorn ... Allmählich wird die Wellenbewegung Ihrer Hände auf Arme, Ellbogen, Brustkorb und Beine übergehen. Ihr ganzer Körper folgt dem Tanz des Ballons.

Dies ist eine sehr einfache Ergänzungsübung, die hilfreich für Sie sein wird, wenn Sie nicht regelmäßig Qi Gong oder Tai Chi praktizieren.

Gemeinsam mit der Atmung durch die Knochen und mit der »Goldblume« wir Sie Ihnen helfen, ein Gefühl der Osmose mit der Außenwelt zu entwickeln.

Sie verstärkt unsere Fähigkeit, die Energie in uns und um uns herum zu spüren.

Die Übung intensiviert das Bewusstsein der Hände, da sie die Handflächen wesentlich empfindsamer macht. Die Finger sind wie Algen, die in der Strömung dahinfließen.

Außerdem bereitet die Übung den Körper darauf vor, bei der Berührung mit dem Partner loszulassen, während wir gleichzeitig sinnlich mit uns selbst verbunden bleiben.

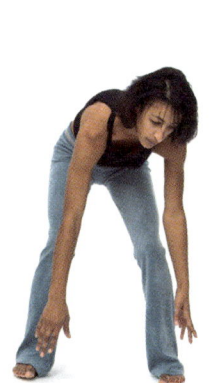 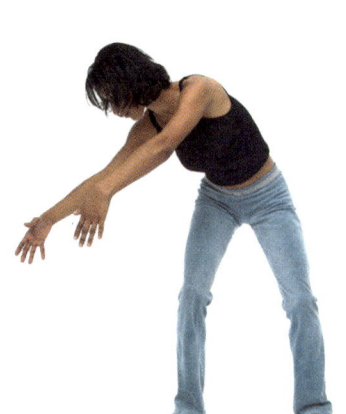 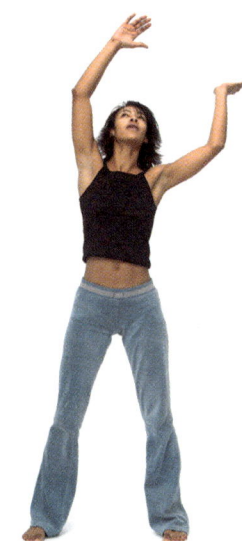

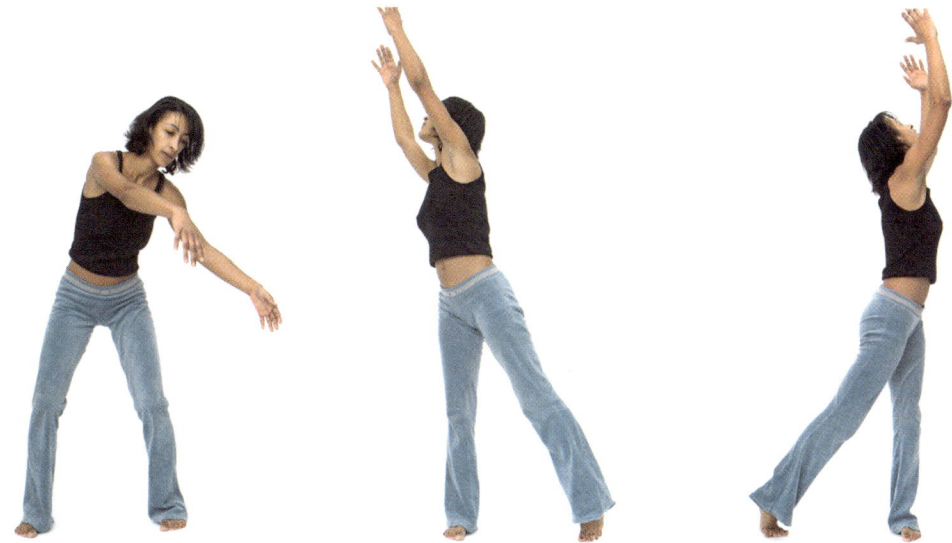

> Fühlen Sie bei der Übung, wie die Energie aus der Erde aufsteigt, während Sie dem Rhythmus Ihres Atems folgen, und wie sie sich im Ballon konzentriert. Der imaginäre Ballon zwischen Ihren Händen zwingt Sie, sich sehr flüssig zu bewegen und pausenlos die Position der Hände in diesem langsamen und harmonischen Tanz zu verändern.

> Mit der Zeit wird die Übung immer einfacher, bis Sie schließlich den Ballon vergessen können. Bewegen Sie sich dann einfach langsam im Raum und lassen Sie sich von Ihrer Inspiration leiten.

> Stellen Sie sich vor, dass Sie sich schwerelos bewegen, in einem lichten, leichten Umfeld wie Watte. Nach und nach nimmt Ihr Körper dieselbe Dichte und dieselbe Natur wie Ihr Umfeld an, da er ja aus derselben Energie besteht. Nur eine zarte Grenze trennt Ihr Inneres von der Umgebung: Ihre Haut. Sie fühlen, dass Sie mit der Bewegung Ihres Körpers auch dieses leichte Plasma bewegen, in der Osmose, die sich zwischen Ihrem Inneren und der Außenwelt gebildet hat.

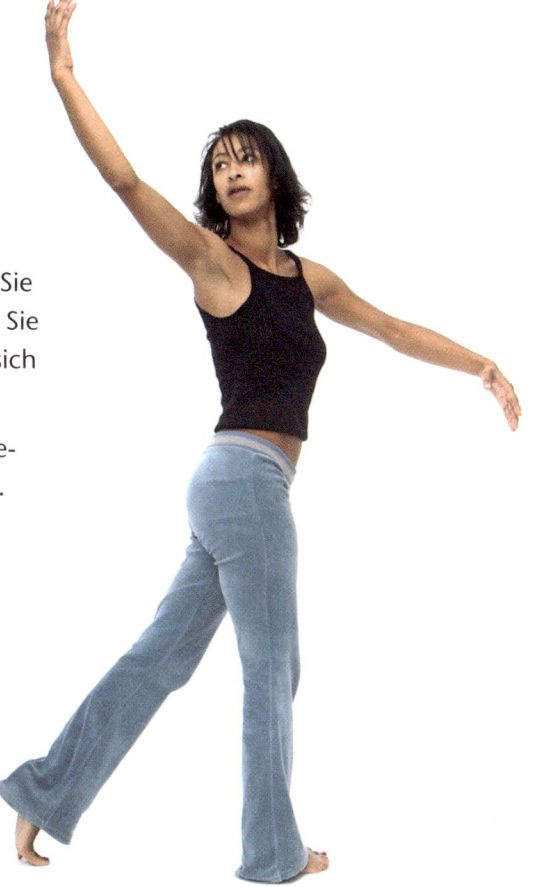

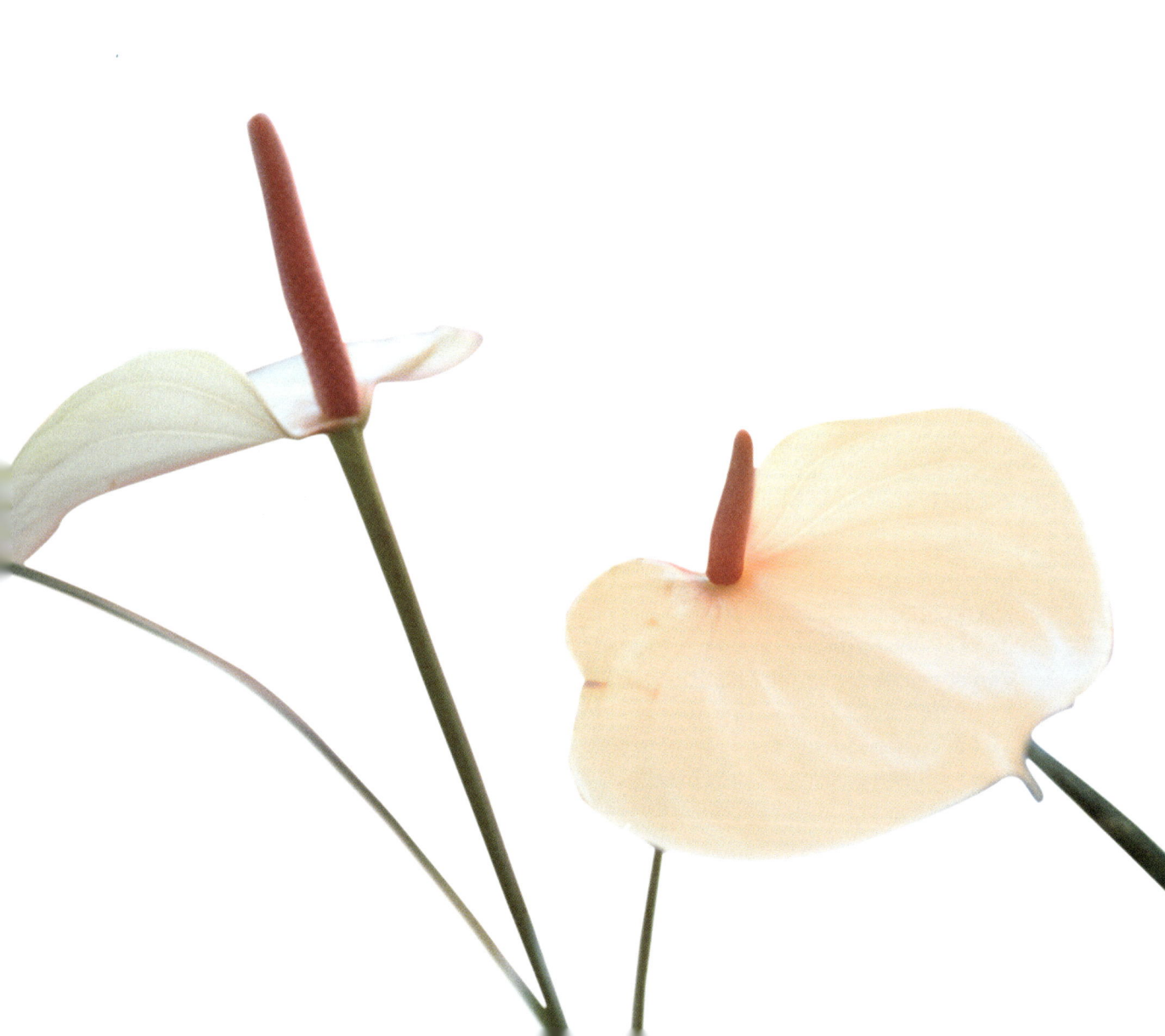

Atmosphäre schaffen

Wenn man den anderen zum ersten Mal bei sich empfängt, gibt man sich oft besondere Mühe: mit gedämpftem Licht, sanfter Musik, Kerzen ... Kehren Sie ruhig zu diesem Ritual zurück, es lässt die Alltäglichkeit vergessen. Früher machten sich nur die Frauen solche Mühe. Heute wissen gute Liebhaber zum Glück, wie sie ihre Partnerin überraschen, erfreuen und zur Prinzessin machen können ... Kleine Aufmerksamkeiten wie diese gehören zum Liebeszauber einfach dazu.

Als gute Voraussetzung für die Liebe darf der Ort weder zu kalt noch zu warm sein: Kälte führt zu Gefäßverengungen, die den Blutfluss stören und das Aufsteigen von Lust und Erregung erschweren. Zu viel Wärme dagegen kann dazu führen, dass wir einschlafen, was natürlich nicht dem erhofften Ergebnis entspricht.

Versuchen Sie, eine ruhige Atmosphäre zu schaffen, die zur Entspannung verleitet: Sorgen Sie für gedämpftes Licht, entzünden Sie Duftkerzen ... Besser ist es, wenn der Raum gut belüftet und aufgeräumt ist, damit nichts die beiden Partner stört. Dies ist eine der Grundempfehlungen im *Feng Shui*, der traditionellen chinesischen Lehre des Wohnens.

Beduften Sie den Raum auch mit ätherischen Ölen, die angenehm die Sinne kitzeln. Einige haben sogar direkte aphrodisische Eigenschaften.

> *Ylang Ylang:* Sein sanfter und berauschender Duft wirkt direkt auf die sexuellen Nervenzentren.

> *Vanille:* Mit ihrer Weichheit regt sie alle Sinne an. Man kann sie als Raumduft verwenden, aber auch Speisen mit ihr würzen.

> *Sandelholz:* Sein Duft entspannt, lindert Spannungen und räumt mentale Barrieren beiseite. Im Osten beduftet man damit das Zimmer frisch Verheirateter, sicherlich nicht zufällig.

> *Weihrauch:* Echter Weihrauch ist ein kristallisiertes Harz, das den Geist entspannt und die Seele erhebt: ideal, um dem Liebesspiel die spirituelle Dichte eines Rituals zu verleihen.

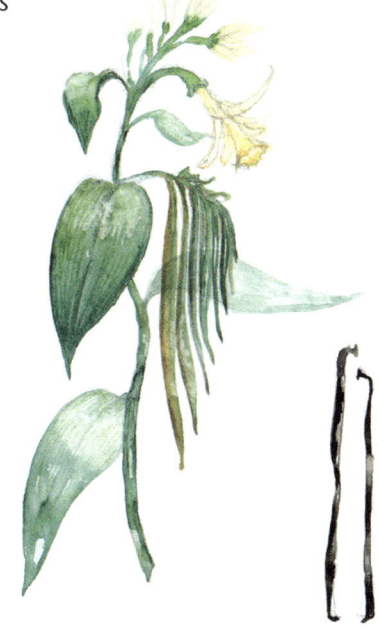

Das passende Essen vor dem intimen Liebesspiel

Man sagt, Liebe geht durch den Magen, und oft ist es so, dass wir vor oder nach dem Sex etwas zu uns nehmen. Vermeiden Sie zu viel Essen vor der Liebe, sonst sind Sie eventuell zu schwerfällig und haben vernebelte Sinne. Ihnen könnte dann die Energie und Vitalität fehlen, die für den Erfolg einer schönen, sinnlichen Odyssee so wichtig ist.

Die Weisen der Antike rieten auch zu mäßigem Alkoholkonsum, sowohl im Alltag als auch in den Momenten, die dem Sex vorangehen. Eine kleine Menge Alkohol enthemmt (besonders introvertierte Menschen vom Typ *Yin*), schärft die Sinne und erleichtert den Anfang. In zu großen Mengen allerdings kann Alkohol den gegenteiligen Effekt haben: Beim Mann hat er Erektionsschwierigkeiten zur Folge, bei der Frau Orgasmusschwierigkeiten.

Bestimmte Lebensmittel können liebevoll zubereitet und in vernünftigen Mengen gegessen die Geschmacksknospen wecken und die Sinnesempfänglichkeit anregen und wirken dabei gleichzeitig auf die Sexualorgane.

In der westlichen Medizin ist die aphrodisische Wirkung von Lebensmitteln auf ihre Inhaltsstoffe zurückzuführen. Hier einige Beispiele:

> Knoblauch macht das Blut flüssiger und verbessert die Mikrozirkulation des Blutes im Genitalbereich, besonders in den kleinen Gefäßen des Gliedes und der Klitoris.

> Froschschenkel enthalten Cantharidin, eine Substanz, die den Genitalbereich anschwellen lässt.

> Austern enthalten viel Zink, der unerlässlich für eine störungsfreie männliche Sexualität ist.

> Schokolade ist sehr reich an Magnesium, das das Nervensystem anregt und Stress mildert (der manchmal für vorübergehende Unlust verantwortlich ist). Da sie auch Koffein enthält, hilft sie, bis zum Ende der Nacht wach zu bleiben!

Die traditionelle chinesische Medizin leitet aus der energetischen Natur der Nahrungsmittel ab, welche Organe sie stärken und welche Körperfunktionen sie unterstützen. Auch hier einige Beispiele:

> Schnittlauch ist pikant, süß und mild zugleich und stärkt die Sexualfunktionen.

> Nüsse und Pistazien sind süß und mild und ein Stärkungsmittel für den Lendenbereich, dem Sitz der sexuellen Energie, die sie anregen.

> Muscheln und Garnelen sind salzig und mild und gelten ebenfalls als wirkungsvolle sexuelle Stärkungsmittel.

Vermeiden Sie generell zu fettige Speisen, da sie die Verdauung erschweren und schläfrig machen. Bevorzugen Sie leichte Gerichte, die Sie mit der riesigen Auswahl an anregenden Gewürzen bereichern können.

> Zimt: Wirkt mit bestimmten stärkenden Substanzen auf die Sexualorgane ein und regt die Östrogene im Genitalbereich an.

> Piment: Wärmt und regt den Blutkreislauf an.

> Schwarzer Pfeffer: Regt die Geschlechtsorgane und die Erektionszentren an.

> Muskatnuss: Lässt Blut in den Genitalbereich strömen und begünstigt eine Erektion.

> Safran: Regt mit seinem warmen und intensiven Geschmack die Sinne an.

> Ingwer: Weckt die schlafende Libido mit seiner Wirkung auf Herz und Blutkreislauf. Er hat eine ableitende Wirkung: Er lässt verstärkt Blut in die umgebenden Organe strömen, wodurch die Erregung schneller ansteigt und leichter ein Orgasmus eintritt.

Hier ein Beispiel für ein kleines, aber feines Menü, das einfach zuzubereiten ist:

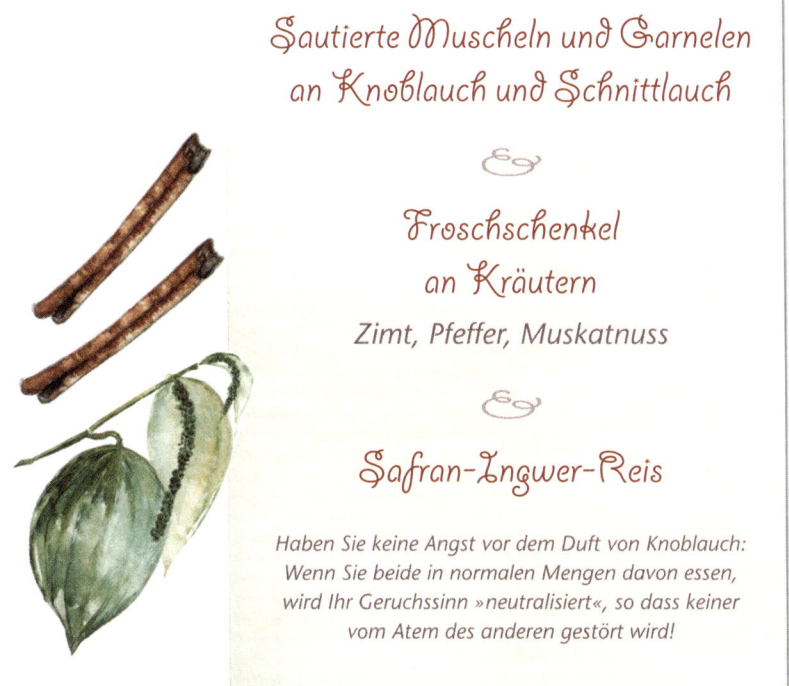

*Sautierte Muscheln und Garnelen
an Knoblauch und Schnittlauch*

&

*Froschschenkel
an Kräutern*
Zimt, Pfeffer, Muskatnuss

&

Safran-Ingwer-Reis

*Haben Sie keine Angst vor dem Duft von Knoblauch:
Wenn Sie beide in normalen Mengen davon essen,
wird Ihr Geruchssinn »neutralisiert«, so dass keiner
vom Atem des anderen gestört wird!*

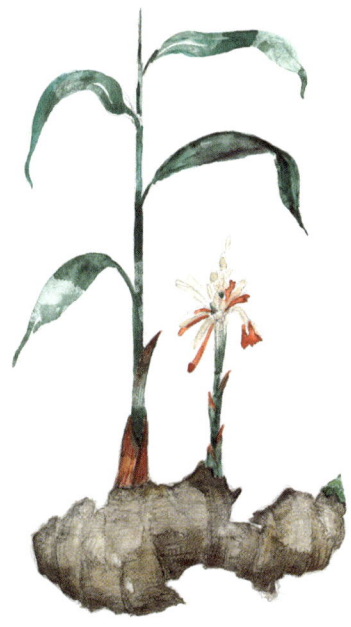

Genießen Sie Ihr Lustgefühl stärker und länger

Keine Liebesnacht gleicht der anderen. Einige Paare schießen sich allerdings auf Gewohnheiten ein, die am Ende jede Überraschung von vornherein ausschließen. Damit Ihre Empfindungen und die Ihres Partners intensiver werden, befolgen Sie diese wenigen Ratschläge: Vergessen Sie nicht das Vorspiel, experimentieren Sie mit Massagen zu zweit, richten Sie Ihre Aufmerksamkeit nicht mehr gänzlich auf den Orgasmus, schieben Sie den Höhepunkt hinaus. Kurz gesagt: Verlängern Sie das Vergnügen ...

*F*ür die chinesischen Ärzte der Antike müssen sexuelle Begegnungen lange dauern. Nicht nur, um den Genuss zu verlängern, sondern auch, um gesund zu bleiben. Denn in ihren Augen ist eine erfolgreiche erotische Beziehung ein Garant für Gesundheit und ein langes Leben.

Für sie ist das Vorspiel ein wesentlicher Bestandteil von Sex und muss lange genug dauern, um die Lust und die Sinne zu schüren. Hierfür benutzen sie ein sehr anschauliches Bild: »Die Frau ist wie ein Gefäß mit kaltem Wasser; wenn man darunter ein Feuer entzündet, muss dies allmählich geschehen, um zu vermeiden, dass das Holz schon vollständig verbraucht ist, bevor das Wasser warm ist.«

Das Vorspiel: langsam, sanft, voll sehnsüchtigem Verlangen

Im Westen bekommen Männer von Frauen oft zu hören, es im Bett zu eilig zu haben, ihre gesamte Aufmerksamkeit auf die Penetration zu richten und sie zur Hauptsache zu machen. Auch wenn das stimmen mag, bei Frauen ist es nur selten genauso!

Zum Glück gibt es immer mehr Männer, die wissen, dass Frauen ein Vorspiel brauchen. Aber auch wenn sie sich großzügig und zärtlich dem Vorspiel widmen, so warten sie doch nur auf den Moment des Eindringens, der ihnen höchste Erregung schenkt. Einige Frauen haben inzwischen allerdings dieses quasi männliche Verhalten übernommen, sind sehr umtriebig geworden und haben lieber möglichst mehrmals hintereinander »Hauruck«-Sex, was die Männer rat- und tatlos zurücklässt.

Die einen wie die anderen versäumen damit etwas Wesentliches. Sich Zeit für das Vorspiel zu nehmen, ihm den notwendigen Raum einzuräumen, bringt beiden Partnern unermessliche Vorteile. Das Tao der Liebe, die traditionelle chinesische Konzeption der körperlichen Liebe, beginnt sogar schon vor den ersten Berührungen, indem man sinnliche Erfahrungen miteinander macht. Sie sind das Äquivalent zu unserem Candle-Light-Dinner und bestehen zum Beispiel in einem Bad mit duftenden ätherischen Ölen. In der japanischen erotischen Tradition zeigen die Männer ihrer

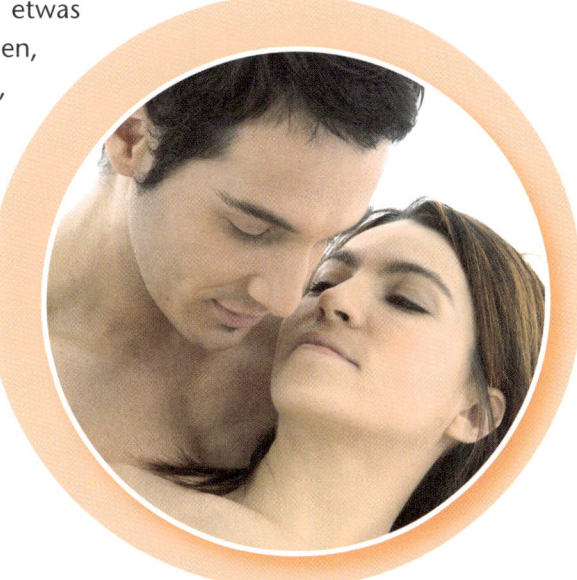

Partnerin erotische, künstlerische Drucke oder Bücher mit ausdrucksstarken, suggestiven Andeutungen, die die Sinne und das Verlangen wecken, oft noch gefolgt von einer langen Massage.

Der Orgasmus ist nicht alles

Eines ist sicher: Großzügigkeit, Aufmerksamkeit und Respekt voreinander sind für ein Paar der beste Garant für Harmonie und Erfüllung, im Alltag wie in intimen Momenten. Zwar leben einige Paare in einer Dynamik aus Streit und Versöhnung, in der die Spannung, die sich in der Krise angestaut hat, als Brennstoff der Lust dient und die Leidenschaft im Bett schürt, wenn beide sich schließlich wieder verstehen. Aber diese Art von Beziehung verfälscht das erotische Spiel, weil sie eine indirekte Stimulation braucht, die nur über Gewalt und Aggressivität funktioniert. In einer solchen Beziehung kann keine Wiedergutmachung oder Versöhnung stattfinden.

Im Tao der Liebe ist die körperliche Vereinigung allerdings nicht zwingend mit Gefühlen verbunden, wie wir bereits erwähnt hatten. Aus unserem westlichen Blickwinkel vereinfacht die Liebe die Vereinigung zweier Menschen, auch wenn sie kein Garant für die Qualität des Liebesspiels oder seine Dauerhaftigkeit ist. Die Chinesen des Altertums gründeten sexuelle Annäherung lieber auf gegenseitigen Respekt. Auch wenn wir nicht verliebt sind, können wir beim Sex dennoch die ganze Zeit »in Liebe« miteinander vereint sein.

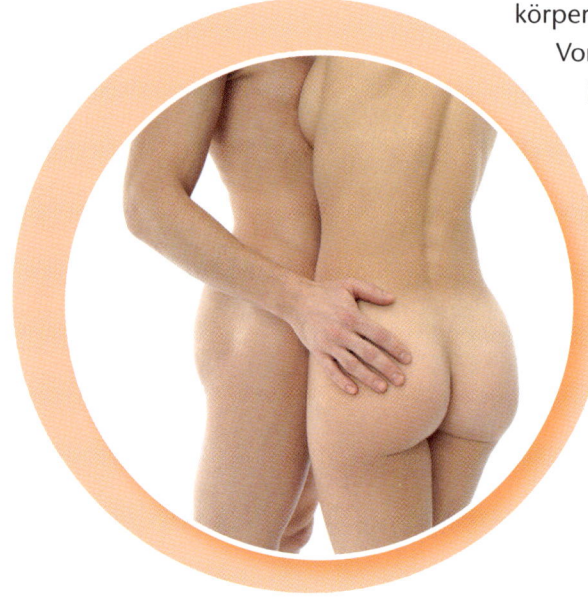

Im Gegensatz zur allgemeinen westlichen Auffassung hat die körperliche Vereinigung hier keine einseitige Dynamik – Vorspiel, Eindringen und Orgasmus. Im Tao der Liebe ist der körperliche Genuss nicht bloß ein Synonym für den Orgasmus. Man kann schöne Momente der Liebe miteinander teilen, mit intensivem Genuss und sinnlicher Leidenschaft, ohne dass die Frau ungedingt zum Orgasmus kommt oder der Mann eine Ejakulation hat. Heute stimmen westliche Sexologen, die sich mit den Lehren des Ostens (Tao der Liebe, indisches Tantra) beschäftigt haben, mit dieser Auffassung überein.

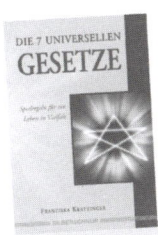

Franziska Krattinger

Die 7 universellen Gesetze
Spielregeln für ein Leben in Vielfalt

152 Seiten, broschiert
€ (D) 6,95
ISBN 978-3-89845-266-3

Das Leben folgt universellen Gesetzen. Wer diese begreift, kann sich alle Lebensformen, Situationen und Realitäten erklären. Dieses Handbuch vermittelt durch praktische Übungen und gelebte Beispiele aus dem Alltag die entscheidenden Spielregeln für ein Leben in Fülle!
Es zeigt, wie man seine Kraft am besten einsetzt, um seine Ziele stets zu erreichen.
Die beschriebenen Gesetze gelten für alle – und wer sie beherrscht, ist somit Herr über seine Realität.

www.silberschnur.de · E-Mail: bestellung@silberschnur.de
IIIIIIIIIIIIIIII SILBERSCHNUR IIIIIIIIIIIIIIII

Verlag

»Die Silberschnur« GmbH

Postfach 41

D-56590 Horhausen

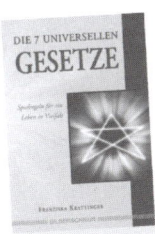

Franziska Krattinger

Die 7 universellen Gesetze
Spielregeln für ein Leben in Vielfalt

152 Seiten, broschiert
€ (D) 6,95
ISBN 978-3-89845-266-3

Das Leben folgt universellen Gesetzen. Wer diese begreift, kann sich alle Lebensformen, Situationen und Realitäten erklären. Dieses Handbuch vermittelt durch praktische Übungen und gelebte Beispiele aus dem Alltag die entscheidenden Spielregeln für ein Leben in Fülle!
Es zeigt, wie man seine Kraft am besten einsetzt, um seine Ziele stets zu erreichen.
Die beschriebenen Gesetze gelten für alle – und wer sie beherrscht, ist somit Herr über seine Realität.

www.silberschnur.de · E-Mail: bestellung@silberschnur.de
IIIIIIIIIIIIIIII SILBERSCHNUR IIIIIIIIIIIIIIII

Verlag

»Die Silberschnur« GmbH

Postfach 41

D-56590 Horhausen

Ja, ich möchte gerne weitere Informationen erhalten.

Bitte senden Sie mir Informationen

○ per E-Mail *oder* ○ per Post

○ zum Verlagsprogramm

○ zu den Novitäten

○ zu Seminaren

Ihr Interesse wird belohnt!

Unter allen Einsendern verlosen wir
monatlich 10 Exemplare
unseres Buchtipps des Monats.

Einsendeschluss ist jeweils der 15. des
laufenden Monats. Die Gewinner
werden schriftlich benachrichtigt,
der Rechtsweg ist ausgeschlossen.

_____

Name, Vorname

_____

Telefon   E-Mail

_____

Straße, Hausnummer

_____

Land, PLZ, Ort   Unterschrift

Ich erkläre mich einverstanden, dass der Verlag »Die Silberschnur« und Kooperationspartner meine Daten zu Direktmarketingzwecken verwenden dürfen.

• •

Ja, ich möchte gerne weitere Informationen erhalten.

Bitte senden Sie mir Informationen

○ per E-Mail *oder* ○ per Post

○ zum Verlagsprogramm

○ zu den Novitäten

○ zu Seminaren

Ihr Interesse wird belohnt!

Unter allen Einsendern verlosen wir
monatlich 10 Exemplare
unseres Buchtipps des Monats.

Einsendeschluss ist jeweils der 15. des
laufenden Monats. Die Gewinner
werden schriftlich benachrichtigt,
der Rechtsweg ist ausgeschlossen.

_____

Name, Vorname

_____

Telefon   E-Mail

_____

Straße, Hausnummer

_____

Land, PLZ, Ort   Unterschrift

Ich erkläre mich einverstanden, dass der Verlag »Die Silberschnur« und Kooperationspartner meine Daten zu Direktmarketingzwecken verwenden dürfen.

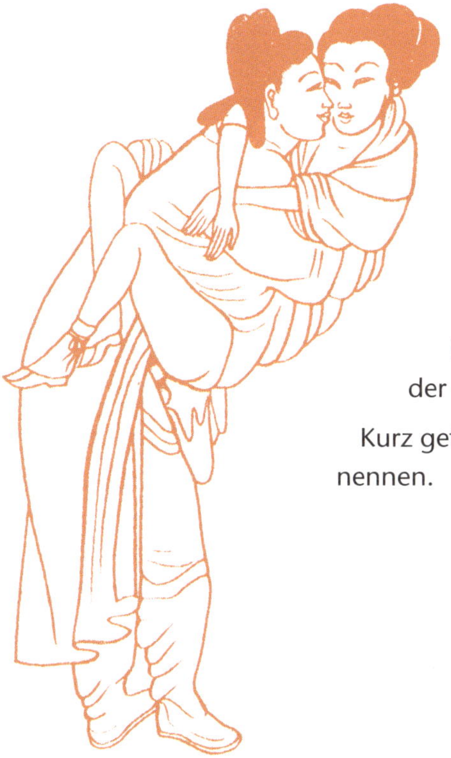

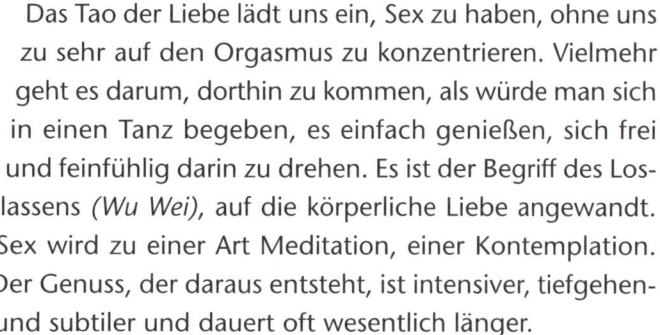

Das Tao der Liebe lädt uns ein, Sex zu haben, ohne uns zu sehr auf den Orgasmus zu konzentrieren. Vielmehr geht es darum, dorthin zu kommen, als würde man sich in einen Tanz begeben, es einfach genießen, sich frei und feinfühlig darin zu drehen. Es ist der Begriff des Loslassens *(Wu Wei)*, auf die körperliche Liebe angewandt. Sex wird zu einer Art Meditation, einer Kontemplation. Der Genuss, der daraus entsteht, ist intensiver, tiefgehender und subtiler und dauert oft wesentlich länger.

Kurz gefasst könnte man diese Art zu lieben auch »DelikatesSEX« nennen.

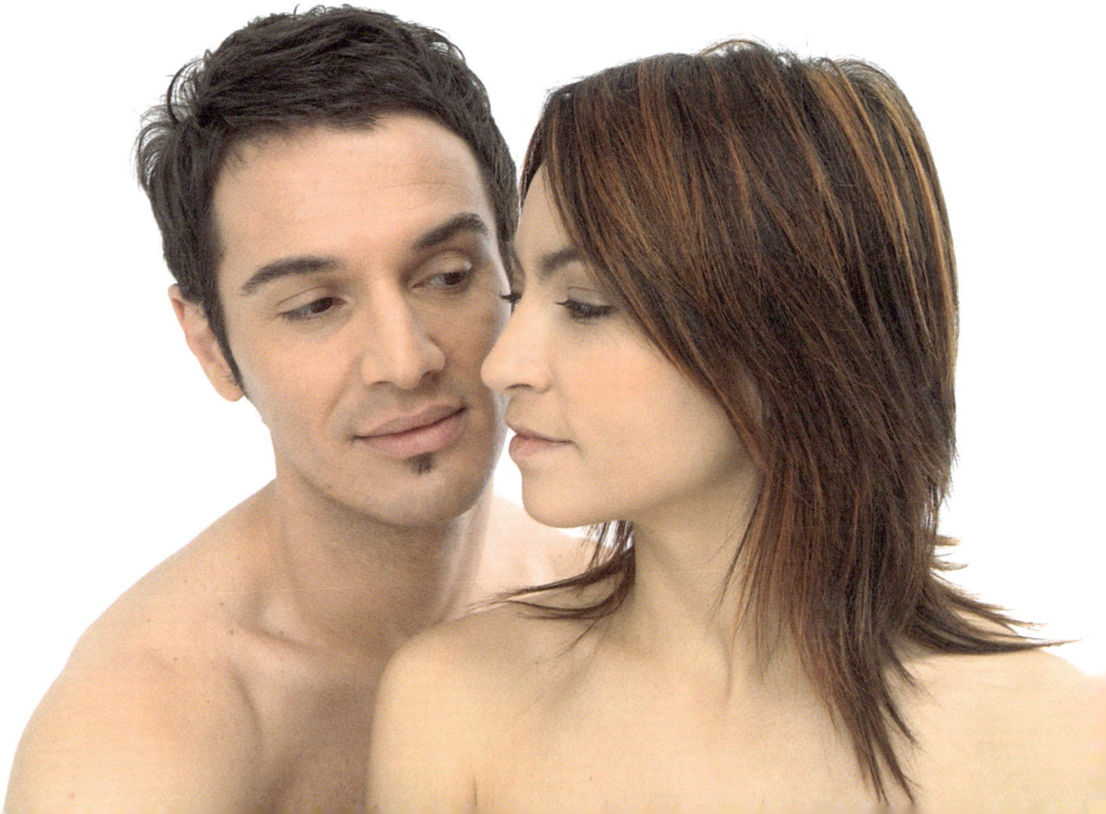

DelicatesSEX

Einfühlsamkeit ist in der körperlichen Vereinigung von grundlegendem Wert. Denn Einfühlsamkeit ist der Beweis für die Aufmerksamkeit, die wir dem anderen entgegenbringen. Das Liebesgefühl an sich macht uns nicht unbedingt einfühlsam. Es gibt egoistische Arten des Liebespiels, bei denen die »Liebe« zur Berechtigung oder zum Vorwand wird, sich alles erlauben zu können. Selbst Zärtlichkeit ist nicht gleichbedeutend mit Einfühlsamkeit. Der zärtlichste Mensch ist nicht unbedingt auch immer einfühlsam, wenn er gleichzeitig fordernd oder aufdringlich ist.

Einfühlsamkeit bedeutet vor allem, den anderen so zu respektieren, wie er ist. Das erfordert Sensibilität und Intuition, Eigenschaften, die sich mit der Motivation entfalten, den anderen als in unseren Augen wichtigsten Menschen in diesem wertvollsten Moment zu betrachten.

Einfühlsamkeit ist mehr mit dem Gebet, mit der Kontemplation, mit der Verehrung des leidenschaftlichen Gefühls von Liebe oder Sex verwandt. In den Epochen und Kulturen, in denen der Mann von vornherein die Oberhand hatte und die Frau die Untergebene war, wurde Einfühlsamkeit den Männern von ihren Vätern, von Freunden, aber vor allem von den Frauen selbst nahegelegt oder beigebracht. Die Frauen, die im Allgemeinen in jeder Hinsicht feinsinniger, sensibler, feinfühliger sind, mahnten die Männer, sie respektvoll und aufmerksam zu behandeln. Auf diesem Gebiet waren die Frauen lange die wahren Meisterinnen, und sie sind es bis heute.

Die taoistischen Texte der Antike enthalten auf unzähligen Seiten dieses Gebot der Einfühlsamkeit und des Respekts gegenüber der Frau.

Diese Haltung, diese Verbeugung könnte man in einem Wort zusammenfassen: »DelikatesSEX«.

Heute besitzen oder kultivieren viele Männer diese Einfühlsamkeit wieder, während es einige Frauen selbstherrlich daran vermissen lassen. Dann sind wiederum die Männer an der Reihe, sie zu schulen und die Einfühlsamkeit schätzen zu lehren, die den Partner von einem Lustobjekt in ein souveränes Wesen verwandelt, mit dem man ewiges Glück teilen möchte.

Einfühlsamer Sex bedeutet keinesfalls Prüderie, denn mit und durch Einfühlsamkeit können beide Partner gemeinsam alles wagen und alles erforschen, ohne dass irgendein Gefühl der Unanständigkeit jemals die heilige Dimension zerstört, die dem Zauber jeder Begegnung innewohnt.

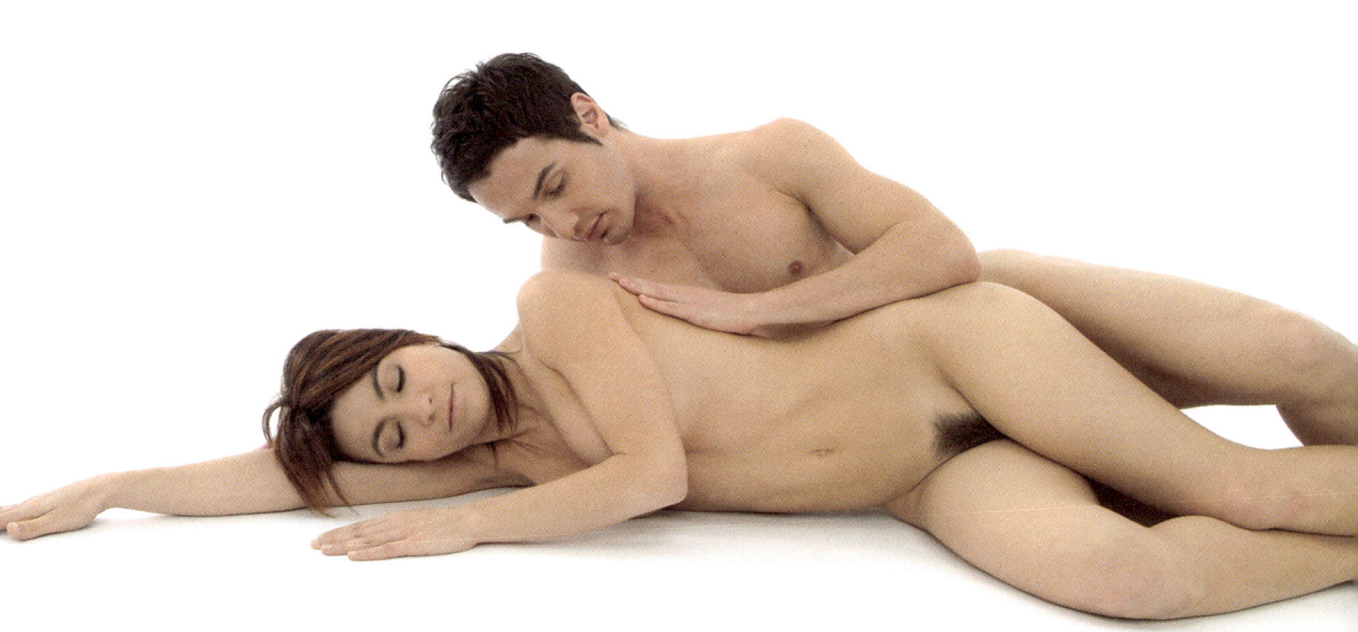

Die sinnliche taoistische Massage

Der erste Schritt, den wir auf diesem Weg gehen können, ist die Massage zu zweit, insbesondere die sinnliche taoistische Massage.

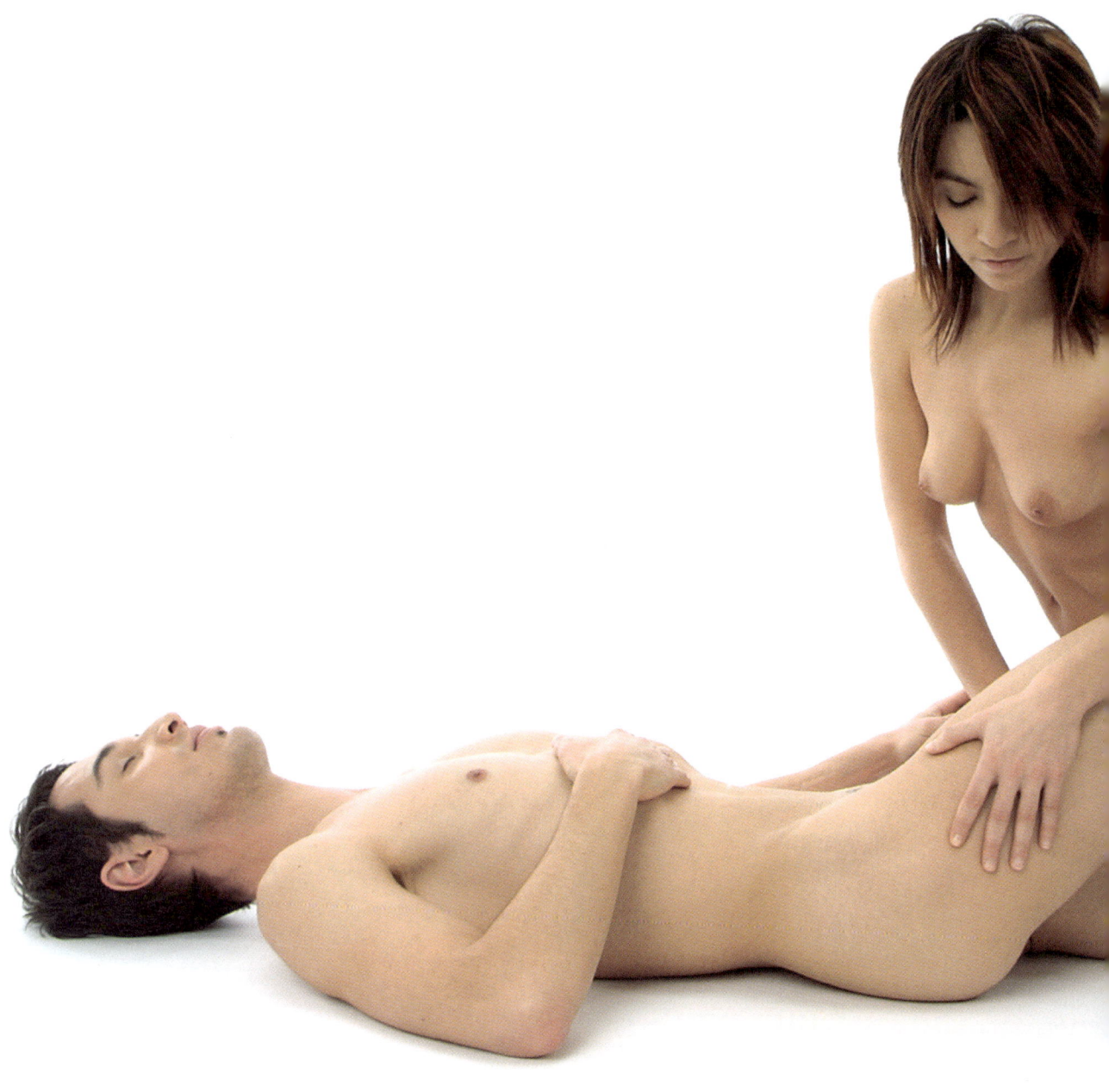

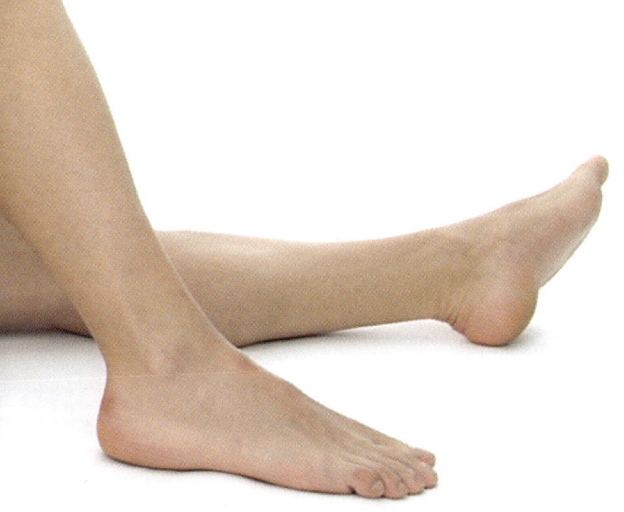

ereiten Sie zunächst die Atmosphäre vor: Beleuchtung, Kerzen, Düfte, sanfte Musik ... Achten Sie vor allem darauf, dass es im Raum warm genug ist. Stellen Sie dann ein Massageöl zusammen, indem Sie in einer Schale 3 Esslöffel Sesamöl oder Aprikosenkernöl (vorzugsweise Bio) mit 9 Tropfen ätherischer Öle vermischen, die entspannende und aphrodisische Eigenschaften haben: Ylang Ylang, Sandelholz, Rosenholz, Muskat usw. Wenn Sie sich gestresst fühlen, fügen Sie etwas beruhigende Mandarine hinzu. Wenn es Ihnen schwerfällt, sich dem anderen zu öffnen, nehmen Sie ein Paar Tropfen Lavendel. Wenn Sie müde sind, versuchen Sie es mit ein paar Tropfen Ingwer. Erwärmen Sie die Schale auf einer Duftlampe, auf einer Heizung oder auf einem Fensterbrett in einem Sonnenstrahl.

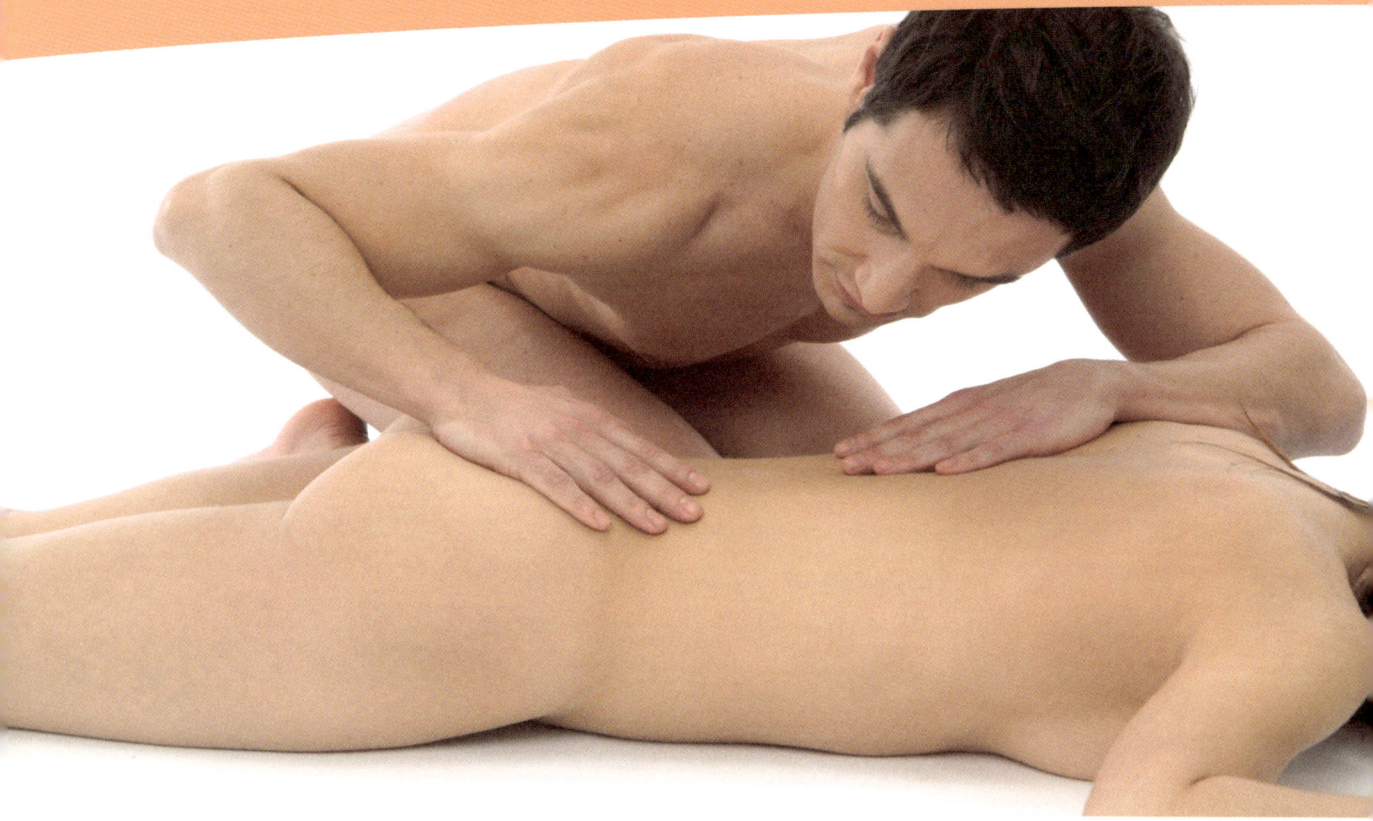

Vereinbaren Sie, welcher Partner zuerst massiert. Derjenige, der verwöhnt wird, legt sich auf das Bett, der andere platziert sich so, wie die Gesten es erfordern, die er anwenden wird. Vergessen Sie alle Vorstellungen über technische Handgriffe und lassen Sie sich einfach darin gehen, Ihre Hände auf den anderen zu legen oder seine Hände auf Ihnen zu spüren. Die beste Massage ist die, die aus dem Herzen kommt. Der Masseur muss sich bemühen zu fühlen, was der andere fühlt, zu spüren, was er gerade braucht oder gern möchte. Die Gesten dürfen nicht so leicht sein wie Streicheleinheiten, aber auch nicht so fest wie in einer therapeutischen Massage. Dank des Massageöls, mit dem man den Körper des anderen einreibt, gleiten die Hände dahin und passen sich den Formen an, als würden sie mitten im Raum eine Landschaft zeichnen oder den Körper modellieren, über den sie streichen. Nach und nach gelingt es dem Masseur, sich selbst zu vergessen. Sein Loslassen dringt bis in sein Herz und seinen Körper vor, wodurch er ganz von allein die richtigen Gesten findet. Beide Partner schweigen bei der Massage, wie in einem Gebet, bei dem Sinnesempfindungen jedes Wort überflüssig machen.

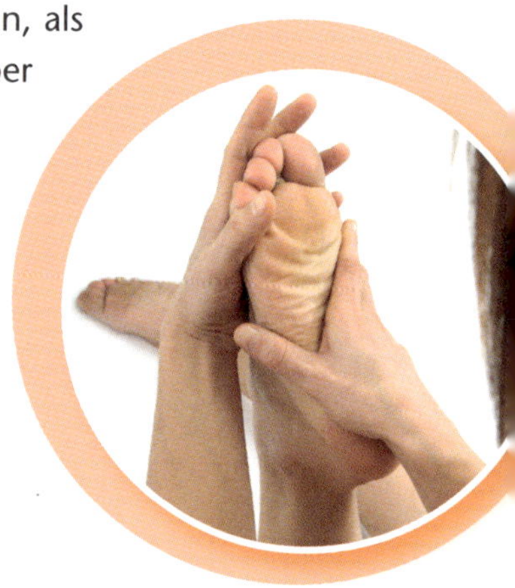

Menschen, die diese Art der Massage praktizieren, erzählen oft, dass sie es genauso genießen zu massieren wie massiert zu werden. Auch wenn die Massage keinem bestimmten Weg folgt, muss man dennoch versuchen, alle Bereiche des Körpers auszugleichen, ohne sich zu lange bei einem aufzuhalten und einen anderen dadurch zu vernachlässigen. Um an den Seiten massiert zu werden, muss der Partner sich auf die Seite drehen. Um an der Innenseite der Oberschenkel massiert zu werden, muss er die Beine öffnen. Um am Rücken massiert zu werden, muss er sich auf den Bauch drehen. Es ist Sache des Masseurs, ihn sanft anzuweisen, je nach seiner Absicht die Lage zu verändern; er muss auch verstehen, was der Massierte gern möchte, wenn er eine bestimmte Position einnimmt. Auch die Handflächen dürfen bei der Massage nicht vergessen werden, die Finger, die Fußsohlen, die Zehen, das Gesicht, die Ohren, die Augenlider ... Brüste und Geschlechtsorgane sind weder auszulassen noch zu sehr zu verwöhnen. In diesem Stadium sind sie Körperbereiche wie alle anderen auch, die dieselbe Aufmerksamkeit erhalten.

So begibt sich jedes Paar auf eine Reise, die zu einem einzigartigen Abenteuer wird. Dieses Erlebnis der Massage nur um der Massage willen, ohne die Absicht, einen Orgasmus zu provozieren oder zu bekommen, ist eine Einführung in ein reines, sinnliches Vergnügen. Sie bereitet die Partner auf eine längere und intensivere körperliche Vereinigung vor. Manchmal reicht die Massage selbst schon aus, und die Partner haben für den Augenblick gar nicht das Bedürfnis, weiterzugehen. Die Lust kann sich später zeigen oder auf den nächsten Tag verschoben werden, was es uns ermöglicht, Phasen echter körperlicher Liebe und sinnlicher Berührung miteinander abzuwechseln.

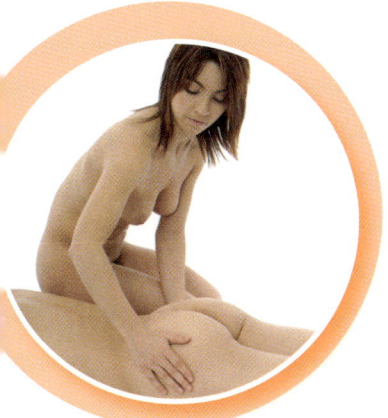
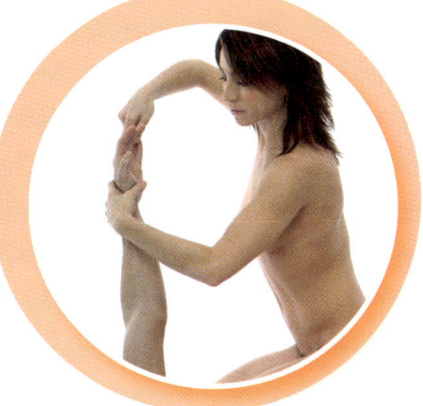
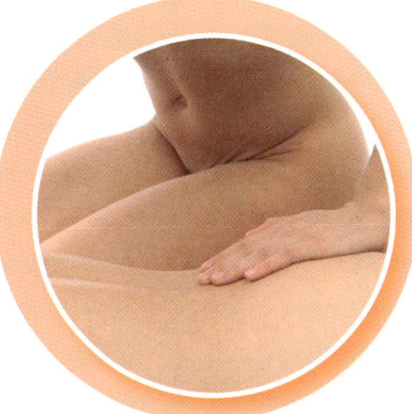

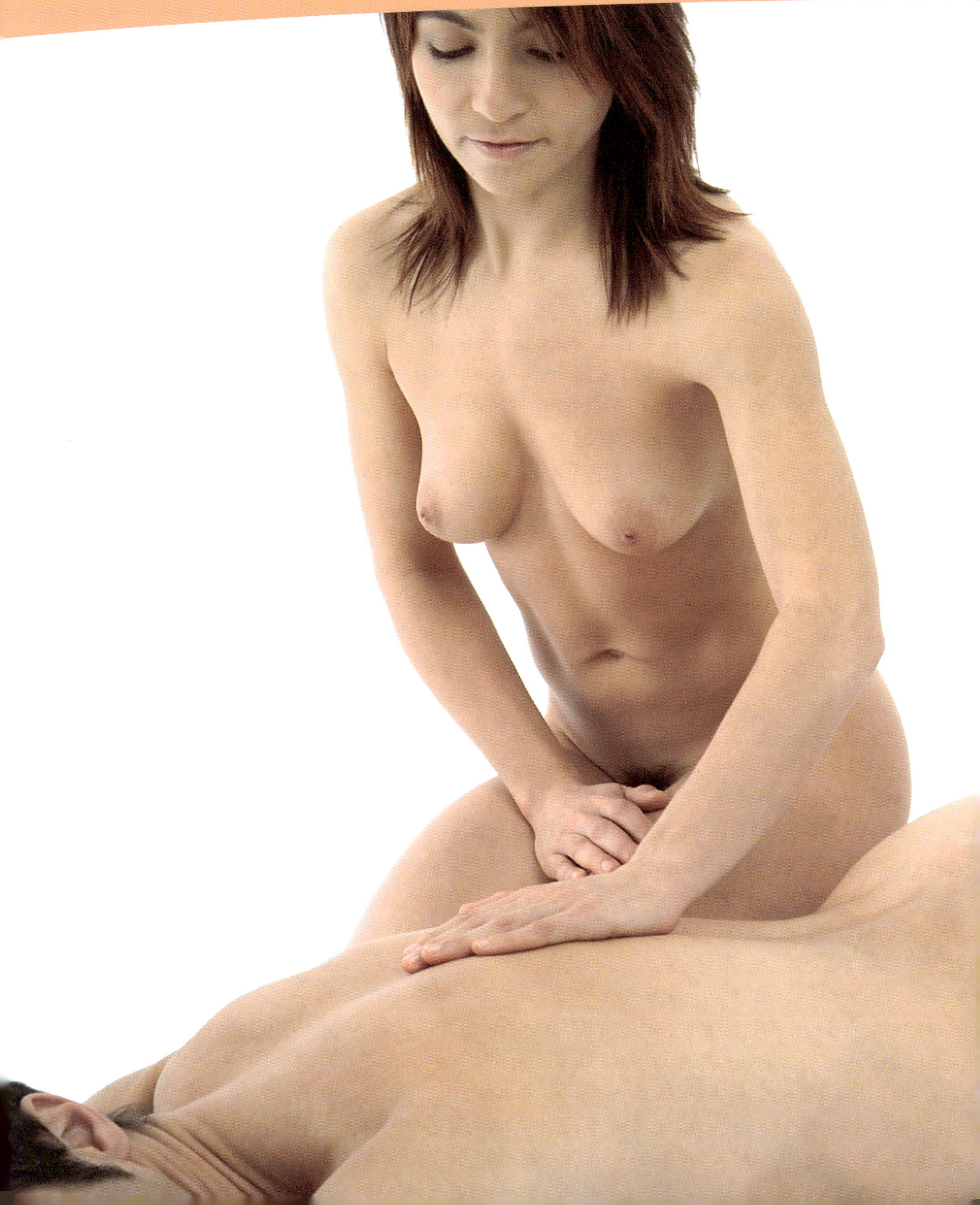

Je mehr wir diese Massage praktizieren, desto mehr Fortschritte machen wir darin, sowohl in der Art und Weise, wie wir geben und auf den anderen achten, als auch was die Qualität und Tiefe unserer eigenen Empfindungen angeht. Die Übungen im vorigen Kapitel tragen dazu bei, dies schneller zu lernen.

Massagen dieser Art können Beziehungen wieder in Ordnung bringen, die sich mit der Zeit abgenutzt haben, denn sie helfen den langjährigen Partnern, gemeinsam das Netz ihrer Sinnlichkeit neu zu weben. Wenn wir diese Massagen vertrauensvoll, einfühlsam und fürsorglich machen, ohne etwas als Gegenleistung zu erwarten, können sie eine unerwartete therapeutische Dimension bekommen – manchmal bis zu dem Punkt, dass eine alte emotionale oder affektive Verletzung an die Oberfläche kommt und beseitigt wird, die schon verdrängt und tief unter dem Schutzschild des Körpers vergraben war. Wenn ein Paar beschließt, regelmäßig diesen Pfad zu erkunden, wird die Massage für beide zu einem Weg der persönlichen Weiterentwicklung[1].

ine Massage kann 45 bis 60 Minuten dauern, ohne dass man merkt, wie die Zeit vergeht. Sie können sich auch für eine kürzere (15- bis 20-minütige) Version entscheiden, mit der Stress und Spannungen beseitigt werden können.

Diese Art der Massage entwickelt sich ganz natürlich zu Liebkosungen weiter, dann zur Penetration, wenn Sie dem Ganzen allmählich eine erotischere Richtung geben, je nach Ihrem Gefühl, wie weit Ihr Partner sich schon unter Ihren Händen entspannt hat.

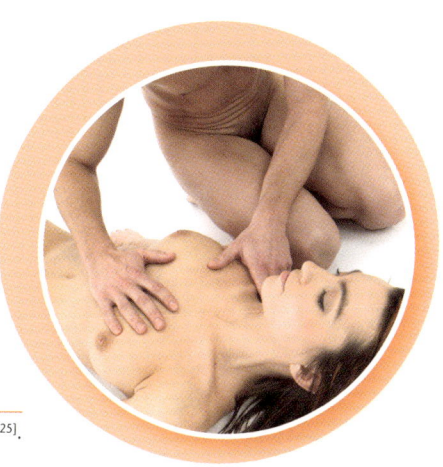

---

[1] Siehe *Das Tao der sexuellen Massage* [25].

Der sexuelle Akt

Ein Detail fällt in allen chinesischen Texten über den sexuellen Akt ins Auge. Die Texte raten zu einer sehr langsamen Penetration. Der Mann soll sich Zeit nehmen, um die großen Schamlippen, dann die kleinen Schamlippen zu durchdringen, ohne sofort den Scheideneingang zu erreichen. Der Mann dringt überaus sanft in das intime Mysterium der Frau ein. Diese Phase dauert so lange, wie es beiden Partnern gefällt.

Wenn die Penetration tiefer wird, empfehlen die taoistischen Meister, an die Oberfläche zurückzukehren, um erneut ganz leicht hinein- und hinauszugehen. Es gibt sogar die Methode, neun kurze, flache Stöße und einen langen, tiefen Stoß durchzuführen. Dabei geht es gar nicht darum, auf die genaue Anzahl zu achten, sondern darum, zu einem gleichmäßigen Rhythmus zu finden, wie die Meeresbrandung. Darin liegt zweifellos eines der größten Geheimnisse des Taos der Liebe, denn wenn die Erregung die Partner einmal vollständig ergriffen hat, kann der schnelle Rhythmus, der entsteht, nur noch zum Orgasmus führen. Um die Zeit des Genusses zu verlängern, müssen wir es vermeiden, diese Phase zu schnell zu erreichen.

In anderen Texten raten die Meister dazu, tiefe Stöße zu unterbrechen, sobald man spürt, dass der Rhythmus schneller wird, und sanft zu oberflächlicheren Bewegungen zurückzukehren. Sie empfehlen dem Mann, so lange wie möglich am Scheideneingang zu bleiben. An diesem Ort kann die Frau den Penis des Mannes mit ihren Vaginalmuskeln umschließen und die Eichel quasi einsaugen. Dort können beide Partner die knisterndste Spannung spüren, die magnetischste Berührung, und sich die Zeit nehmen, sie zu genießen. Der Mann spannt die Beckenbodenmuskulatur an, zieht damit seine Harnröhre zusammen und weitet seine Eichel. Dieses Spiel von Eichel und Vagina ist ein Weg des energetischen Austauschs, in einer Intimität, die so subtil ist wie beim Küssen, wenn die Lippen sich berühren und regungslos aufeinander verharren.

Den Höhepunkt hinauszögern

Um das dringende Verlangen zu kontrollieren, den unumkehrbaren Weg zum Orgasmus einzuschlagen, kann der Mann die Atmung zu Hilfe nehmen. Er kann auch lernen, den Rhythmus seiner Beckenstöße vom Rhythmus seiner Atmung zu trennen: Während sein Körper sich schnell bewegt, atmet er langsam, fein und geräuschlos durch die Nase ein und aus. Er kann sich auch die Übungen zunutze machen, die er gemacht hat, um seinen Beckenboden zu stärken, und ihn zusammenziehen, wenn er spürt, dass seine Erregung ihren Höhepunkt erreicht. Dies ist auch der richtige Zeitpunkt für die taoistische Atmung[1].

---

[1] Siehe S. 68.

In diesen Momenten des Innehaltens kann die Erektion manchmal schwächer werden. Das ist nichts Schlimmes! Was war, wird wieder sein. Wir können dann den Sex unterbrechen und weiter miteinander spielen, uns streicheln und umarmen. Die Erektion kommt von selbst wieder zurück. Und falls nicht, kann sich die Partnerin aktiv einbringen. Das Wichtigste ist, dass wir nicht unsere Aufmerksamkeit und unsere Erwartungen auf die Dauer der Erektion richten. Oft fürchten Männer, dass die Erregung ihrer Partnerin abflauen wird, nur wenn sie langsamer werden oder gar anhalten oder sich zurückziehen. Dabei ist oft das Gegenteil der Fall! Die Männer fühlen sich in der Leistungspflicht, einen ungebremsten Galopp bis zum Orgasmus hinlegen zu müssen. Mit dieser stereotypen Strategie vergessen sie aber allzu leicht, den fehlenden »Sicherheitsabstand« einzuhalten, und laufen Gefahr zu kommen, ohne dass ihre Partnerin Zeit hatte, mit ihnen Schritt zu halten.

Wenn der Orgasmus unmittelbar bevorsteht, können Mann und Frau versuchen, ihn mit denselben Methoden sogar noch weiter hinauszuzögern: Verlangsamung des Rhythmus, Kontraktion des Beckenbodens, taoistische Atmung ... Sie können sich auch phasenweise gar nicht bewegen, so dass andere Empfindungen aufkommen können. So verlässt nach und nach die Lust den Bereich der Geschlechtsorgane und dringt in den gesamten Körper vor. Die Frau wie der Mann entdecken, dass sie keine Sklaven ihres Orgasmus sind.

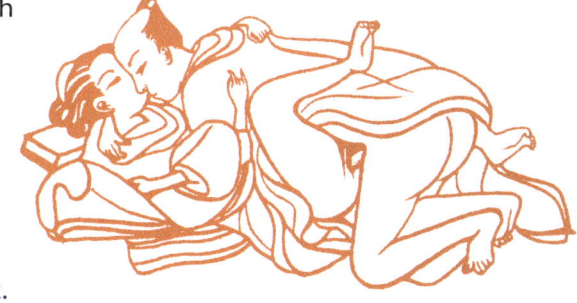

Wenn wir lernen, auf diese Art zu lieben, kommt ein Zeitpunkt, an dem das Interesse am Orgasmus an sich abflaut. Die Ejakulation verliert ihre Anziehungskraft. Ohne dass die Partner die geringste Frustration deswegen verspüren, hat die Entladung des Orgasmus keinen Vorrang mehr. Dieser intensive Genuss der sinnlichen und erotischen Vereinigung schenkt beiden Partnern ein Gefühl des Verschmelzens, ein so ozeanisches Gefühl, dass die Entscheidung, bis zum Orgasmus zu gehen, nichts weiter als eine Frage der gegenseitigen Vereinbarung ist. In einer solchen Beziehung, die geprägt ist von gegenseitigem Vertrauen, Miteinanderteilen und Authentizität, ist der Akt der Liebe ein Weg zur persönlichen Erfüllung, den man gemeinsam beschreitet.

Natürlich schreibt jedes Paar seine eigene Geschichte. Einige reizt es, sich in das Abenteuer des Tao zu begeben und es mit ungestümeren und spontaneren Vereinigungen abzuwechseln.

Beide Arten zu handeln und zu fühlen können sich sogar im Herzen des sexuellen Aktes miteinander vermischen, wie zwei Flüsse, die vor ihrer Mündung zusammenfließen. Es ist alles eine Frage der Inspiration und des Miteinanderverschmelzens ....

● Leben Sie länger und gesünder

Der chinesischen Medizin zufolge ist die Energie, die unserer Sexualität zugrunde liegt, eine der wichtigsten Energieformen. Aber sie ist nicht nur darauf beschränkt: Sie pflegt unsere Organe, versorgt Gehirn und endokrine Drüsen und ist an allen neurohormonellen Funktionen beteiligt. Wenn wir sie an zu viele Orgasmen verschwenden, wird sie schwächer. Wenn wir sie aber kontrollieren und im Körper zum Fließen bringen, ist Sex ein echter Beitrag zur Gesundheit und zu einem langen Leben. So wird das Schöne mit dem Nützlichen vereint.

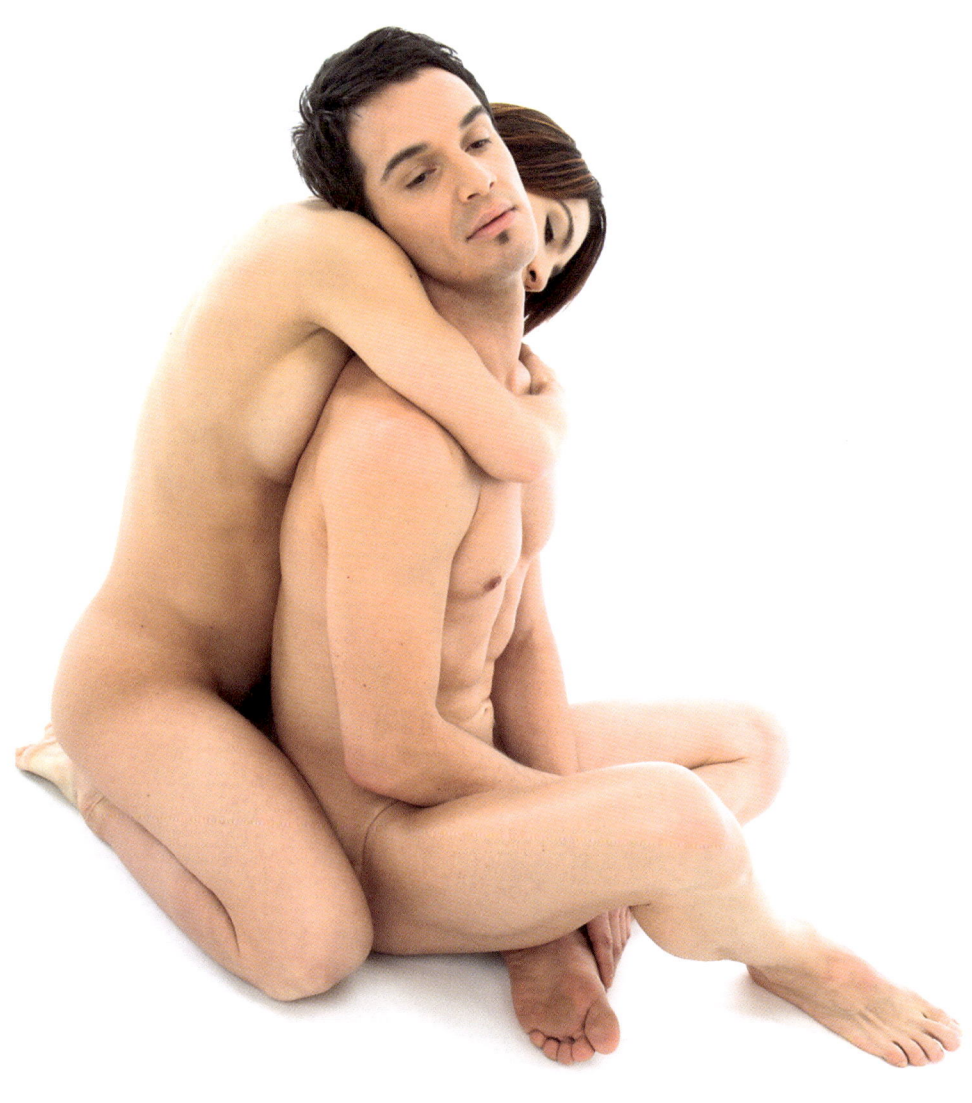

Im Tao der Liebe ist die Entfaltung erotischer Empfindungen nicht das einzige Ziel von Sex, sondern nur eine bestimmte Stufe. Das Ziel der körperlichen Vereinigung ist es, kerngesund zu bleiben und die Alterung hinauszuzögern. Uns im Westen kommt diese Sichtweise etwas befremdlich vor. Im Tao der Liebe wird zu viel Sex mit einem Energieverlust gleichgesetzt. Wenn wir »die Kerze an beiden Enden abbrennen«, riskieren wir sogar, vorzeitig zu altern. Worin liegt der Unterschied zwischen diesen beiden Auffassungen über die körperliche Liebe? Darin, dass für die Chinesen die Sexualität wie alles, was uns beseelt und umgibt, eine Frage der Energie ist!

In der chinesischen Tradition ist es unmöglich, die Natur eines Lebewesens zu erfassen, ohne den Begriff der Energie mit einzubeziehen. Die Akupunktur ist eine therapeutische Methode, die direkt auf den Fluss der Lebensenergie einwirkt und sie wieder ausgleicht. Qi Gong ist eine Methode, mit der diese Energie wieder neu belebt werden kann, um die Gesundheit zu verbessern und die Alterung hinauszuzögern. Nach dieser Vorstellung wurde Sex von den Chinesen der Antike als »Super-Qi Gong« betrachtet. Die heutigen Chinesen bezeichnen mit dem Ausdruck »Sexuelles Kung Fu« übrigens noch immer den auf diese Weise praktizierten Sex[1].

Sexuelle Energie

In der traditionellen chinesischen Medizin nimmt die sexuelle Energie, Jing genannt, einen wichtigen Platz ein. Man nennt sie die Lebens-, Haupt- oder Samenenergie. Wir erben sie bei der Empfängnis von unseren Eltern. Später nutzen wir sie zur Zeugung und geben sie wiederum an unsere Kinder weiter. Diese Energie besitzt somit einen genetischen Träger.

Unser ganzes Leben lang hält die sexuelle Energie unseren physischen Körper gesund. Sie wohnt im Bereich der Nieren und Beinebennieren *(Ming Men)* und fließt durch bestimmte Kanäle, insbesondere durch die Meridiane Du Mai *(Lenkergefäß)* und Ren Mai *(Konzeptionsgefäß)*. Sie versorgt Gehirn, Rückenmark und endokrine Drüsen. Von ihr hängen die Stoffwechsel- und Gehirnfunktionen und die endokrinen Funktionen ab. Die Chinesen betrachten sie als die edelste aller Energien und vergleichen sie mit Jade.

Es ist diese Energie, die in der Jugend die Prozesse der sexuellen Reifung auslöst. Nach diesem Höchststand nimmt sie ab, bis sie erschöpft ist, was zum Alter und letztendlich zum Tod führt. Die Anzeichen, die diesen Rückgang begleiten, sind Knochenbrüchigkeit, graues Haar, Gehörverschlechterung und der Rückgang der Hormonsekretion (Wechseljahre, männliches Klimakterium).

---

[20] *Kung Fu* bedeutet übrigens im Chinesischen »vollkommene Verwirklichung«.
Konfuzius bedeutet »Vollkommener Meister«: Kung Fu Tse.

Die sexuelle Energie flaut manchmal mehr oder weniger brutal ab, was sich durch mangelnde Libido[1] bemerkbar macht. Bei einigen Menschen (besonders vom Typ introvertiertes Wasser) kann sie von Natur aus schwach sein. Um diese Defizite auszugleichen, empfiehlt die chinesische Medizin Akupunktursitzungen, Moxabustion und Pflanzen, eine entsprechend abgestimmte Ernährung und vor allem regelmäßiges Qi Gong.

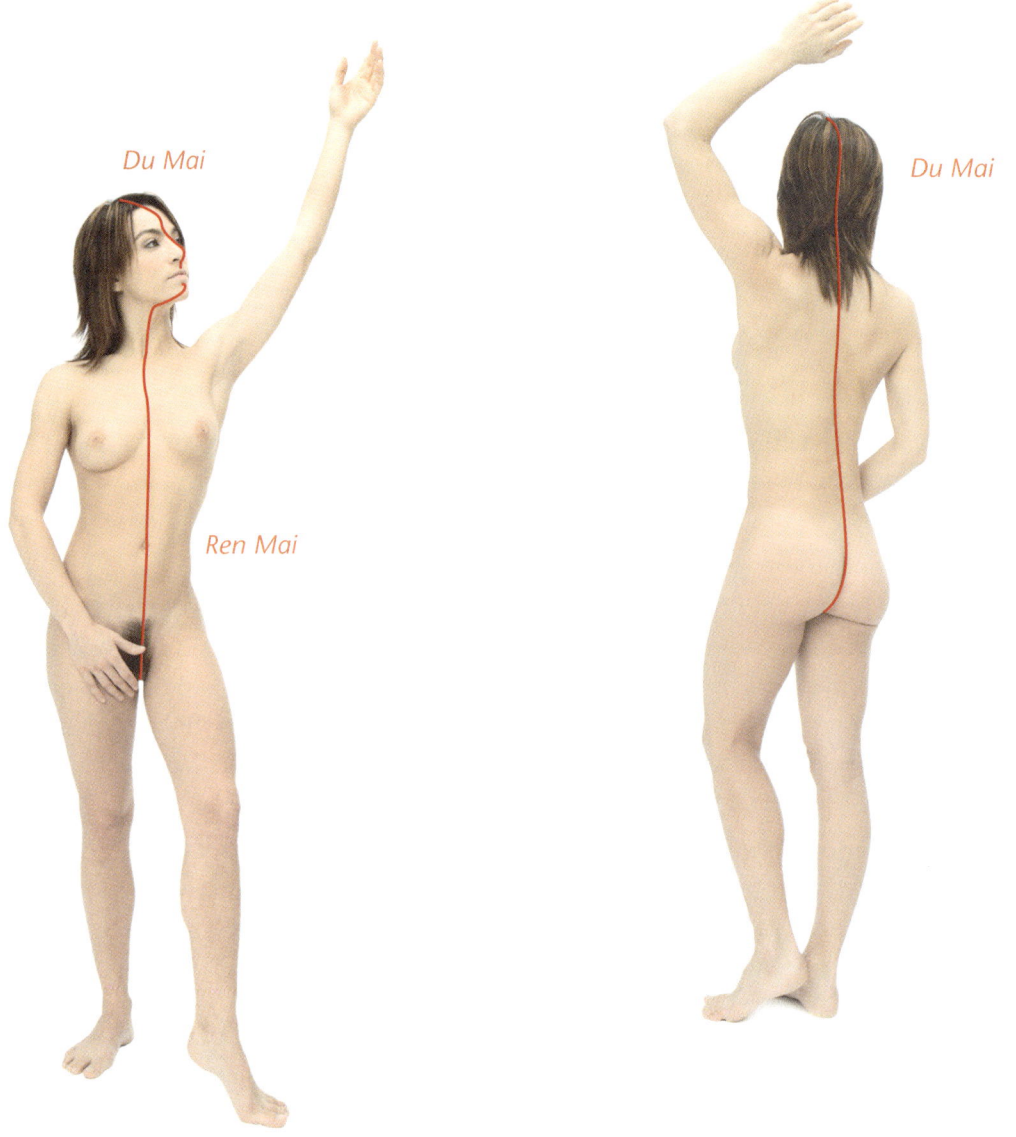

Du Mai

Du Mai

Ren Mai

[21] Siehe »Hormone und Libido«, S.11.

Energie und Sex

Immer, wenn wir Sex haben, verlieren wir im Augenblick des Orgasmus etwas von dieser wertvollen *Jing*-Energie. Besonders der Mann vergeudet bei jeder Ejakulation eine kleine Menge davon. Deshalb versuchten die Chinesen, Mittel zu finden, um beim Sex sparsam mit der sexuellen Energie umzugehen. Für Männer ist das Prinzip einfach: Sie müssen nur an ihrer Ejakulation sparen. Für Frauen ist die Sache hingegen etwas komplizierter. Sie verlieren ihre *Jing*-Energie über ihre monatliche Blutung. Solange sie fruchtbar sind, ist es für sie daher am wichtigsten, eine regelmäßige und nicht allzu starke Regel zu haben.

Zusätzlich zu dieser erzwungenen Energieeinsparung fanden die Chinesen der Antike heraus, dass die Jing-Energie durch eine Verzögerung der Ejakulation, wenn wir uns viel Zeit für den erotischen Genuss nehmen, auch regeneriert werden kann und eventuelle Defizite wieder ausgeglichen werden können. Von der einfachen Verlangsamung des natürlichen Energieverlustes gelangten sie zu einer Technik der umfassenden Regeneration. Für den Mann ist daher eine Verzögerung (oder gar Vermeidung) der Ejakulation nicht nur von Interesse, um seiner Partnerin mehr Genuss zu bereiten, sondern auch, um seine Lebensenergie zu regenerieren. Die Meister des Tao entwickelten lang geheim gehaltene Techniken, die nur Eingeweihten vorbehalten waren und mit denen es möglich war, aufzutanken und große Mengen *Jing*-Energie sogar während der sexuellen Begegnung zu erzeugen, indem man regelmäßig auf den Orgasmus verzichtete. Aus diesen Gründen gaben die Chinesen dem männlichen Geschlecht den Namen »Jadeschaft« und dem weiblichen den Namen »Jadetor«.

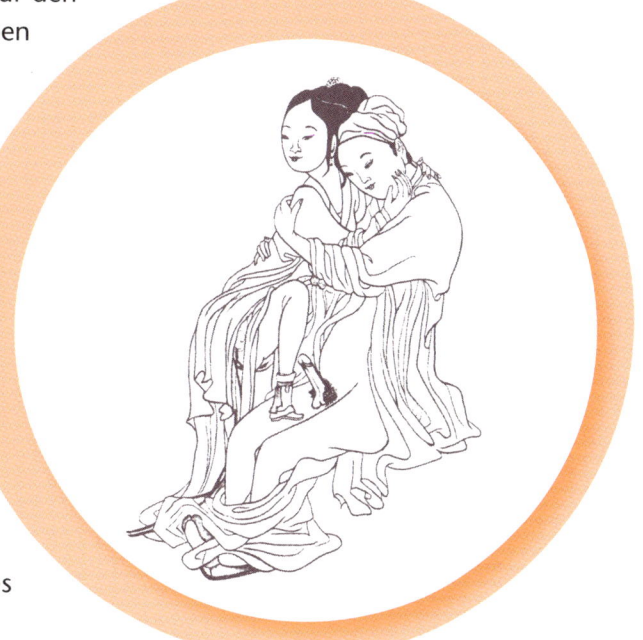

Den Sex lediglich vor dem Orgasmus zu unterbrechen, reicht allerdings nicht aus, um diese wichtige Energie zu regenerieren. Menschen, die so vorgehen möchten, müssen regelmäßig innere Qi Gong- oder Tai Chi-Übungen machen, die in dieselbe Richtung gehen. Mithilfe dieser Übungen können die feinen Energiekanäle geöffnet werden. Die beschriebenen Übungen (»Windhauch«-Atmung, Atmung durch die Haut, taoistische Atmung, Steigerung des

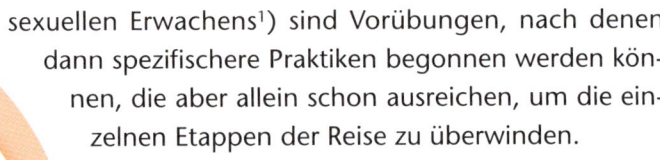

sexuellen Erwachens[1]) sind Vorübungen, nach denen dann spezifischere Praktiken begonnen werden können, die aber allein schon ausreichen, um die einzelnen Etappen der Reise zu überwinden.

Mit dieser Bewusstwerdung unseres Energiekörpers können wir zum einen besser den Energiekörper des anderen wahrnehmen. Seine *Jing*-Energie wird greifbar, und wir können es so einrichten, dass wir sie beim Sex in uns aufnehmen. Gleichzeitig lernen wir, unsere eigene *Jing*-Energie zum anderen strömen zu lassen, damit er sie seinerseits in sich aufnehmen kann. In dieser neuen Dimension der gegenseitigen Ergänzung kann jeder in der Begegnung mit dem anderen sein Energiekonto neu aufladen.

Zum anderen können wir mit dem Bewusstsein über den Energiekörper unsere Energie willentlich vom unteren Körperbereich bis in den oberen lenken. Statt dem Höhepunkt nachzugeben, bei dem die Energie nach außen geschleudert wird, können wir unseren Energiekörper so beherrschen, dass wir die durch den Sex aktivierte Energie zum Kopf hinaufschicken.

---

[1] Siehe S. 63, 65, 68 und 71.

Einige energetische Übungen

Hier sind drei Übungen, mit denen Sie beginnen können, Ihren Energiekörper besser wahrzunehmen, um ihn besser kontrollieren zu können. In der ersten lernen Sie, ihn in seiner Gänze zu erkunden. In der zweiten, den Energiefluss zwischen der Hinter- und Vorderseite des Körpers wahrzunehmen und zu kontrollieren. Die letzte Übung schließlich lädt Sie dazu ein, den »mittleren Kanal« entlangzuschlendern, eine gerade Linie zwischen Beckenboden und Scheitelpunkt. Diese energetische Struktur findet sich im Tao, im indischen Yoga und im tibetanischen Yoga wieder und wird auch beim Tantra genutzt.

Meditation der drei Dantian[1]

> Setzen Sie sich im Schneidersitz auf ein Meditationskissen oder auf den Rand eines Stuhls und schließen Sie die Augen.

> Legen Sie die Hände flach auf die Oberschenkel und gehen Sie zu einer ruhigen und gleichmäßigen Atmung über.

Die Dantian sind Energietore, etwa wie die Chakras der indischen Tradition. Diese Visualisierungsübung regt sie an und harmonisiert sie.

> Konzentrieren Sie sich auf den Raum in Ihrem Unterbauch zwischen Nabel und Beckenboden, als wollten Sie Ihren Schwerpunkt lokalisieren. Dies ist der erste *Dantian*. Visualisieren Sie diesen Bereich als Energiekugel, die schwerer und dichter ist als Ihr übriger Körper, wie Merkur: Es ist der Ort, an dem Ihre Vitalität und Ihre sexuelle Kraft konzentriert sind. Verbleiben Sie eine Zeit lang bei diesem Bild.

> Lassen Sie dann Ihr Bewusstsein zur Brustmitte aufsteigen, wo sich der zweite *Dantian* befindet. Stellen Sie sich an diesem Ort einen offenen, freien, luftigen Raum vor, der Ihnen ein Gefühl von Leichtigkeit und Freiheit gibt. Dieser Bereich ist mit dem Herzen verbunden. Wenn Sie ihn in dieser Weise anregen, erhöhen Sie Ihre Fähigkeit zu geben, großzügig zu sein, Liebe zu schenken und zu empfangen. Verbleiben Sie eine Zeit lang bei diesem Bild.

---

[1] Diese äußerst beruhigende Übung kann auch durchgeführt werden, um Ängstlichkeit zu mildern, die Stimmung auszugleichen und besser einzuschlafen (siehe *Soigner la dépression par la médecine chinoise* von Yves Réquéna und Marie Borrel).

> Verlagern Sie Ihr Bewusstsein nun auf den dritten Dantian, der sich in der Schädelmitte befindet. Stellen Sie ihn sich als Kristall aus weißem Licht vor, der seine Strahlen in alle Richtungen schickt. Die Strahlen dieses Kristalls durchdringen sogar Zeit und Raum, um sich in einer anderen Raumzeit auszubreiten. Dies ist der *Dantian* der Weisheit und des absoluten Bewusstseins. Verbleiben Sie eine Zeit lang an diesem Ort, an dem Sie mit Ihrer inneren Weisheit verbunden sind.

> Machen Sie sich nun, ohne sich von Ihrem Zentrum der Weisheit zu trennen, den Raum der Transformation des Herzens bewusst, und wandern Sie dann weiter hinab bis zum Unterbauch, dem Sitz Ihrer Vitalität. Stellen Sie so eine Verbindung zwischen den drei *Dantien* her und halten Sie einige Minuten lang alle drei im Bewusstsein.

> Dann können Sie ausprobieren, von einem zum anderen hin- und herzuwandern, so lange Sie möchten.

> Mit der Zeit wird Ihnen diese Übung immer leichter fallen, und Sie können Ihre Aufmerksamkeit nach Belieben auf einen bestimmten *Dantian* lenken. Beim Sex können Sie sich auf den ersten *Dantian* konzentrieren, um Ihre sexuelle Energie zu erwärmen und zum Fließen zu bringen. Wenn Sie Ihre Aufmerksamkeit auf den zweiten *Dantian* richten, betonen Sie das Liebesgefühl, das Sie mit Ihrem Partner verbindet, bis hin zu einem Gefühl der Verschmelzung. Und wenn Sie sich dem Orgasmus nähern und sich dabei auf den dritten *Dantian* konzentrieren, versorgen Sie Ihr Gehirn mit Energie, regenerieren Ihre neuroendokrine Achse und vergrößern damit gleichzeitig Ihre Bewusstseinkapazität.

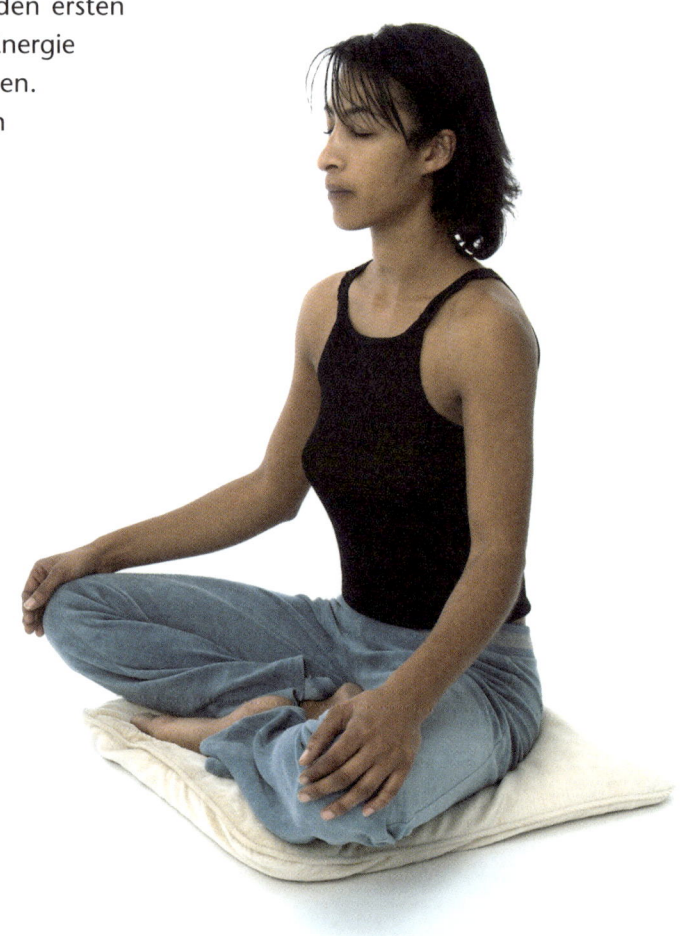

»Kleiner Energiekreislauf«

> Setzen Sie sich wie bei der ersten Übung hin. Legen Sie die Zungenspitze an den Gaumen.

> Beginnen Sie mit der Visualisierung der »Steigerung des sexuellen Erwachens[1]« und halten Sie in dem Moment inne, in dem Sie Wärme zu spüren beginnen.

> Gehen Sie nun zur taoistischen Atmung[2] über, lassen Sie einatmend die warme Merkurkugel an der Wirbelsäule am *Du Mai*-Meridian entlang bis zum Scheitelpunkt aufsteigen und heben Sie dabei den Beckenboden an.

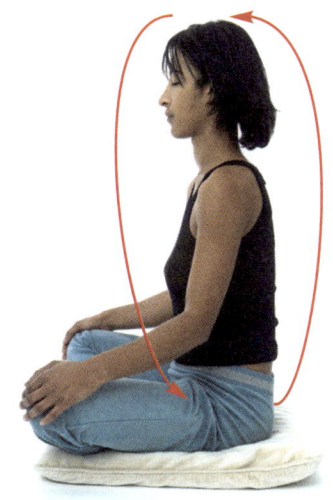

> Lassen Sie dann ausatmend Beckenboden und Bauch los, um die Kugel am *Ren Mai*-Meridian entlang hinabsteigen zu lassen, der auf der Körpervorderseite verläuft.

> Wiederholen Sie diesen Kreislauf mehrmals, bis Sie eine warme Welle spüren, die sich im Rhythmus Ihrer Atmung fortbewegt.

> Lenken Sie dann Ihr Bewusstsein zurück in den Beckenbodenbereich und lassen Sie die Energie in den ersten *Dantian* zurückfließen. Halten Sie sie an diesem heiligen Ort fest, als wäre sie in einem wertvollen Schließfach versiegelt.

[1] Siehe S. 71.
[2] Siehe S. 68.

Öffnung des mittleren Kanals

> Sie sitzen noch immer in der gleichen Haltung wie in den vorigen Übungen, mit geschlossenen Augen und der Zungenspitze am Gaumen.

> Konzentrieren Sie sich auf den Beckenboden und atmen Sie in umgekehrter Richtung ein, als würden Sie von diesem Bereich aus in einer Säule bis zum Scheitelpunkt hinaufgehen.

> Wandern Sie dann ausatmend den Weg wieder vom Scheitelpunkt bis zum Beckenboden zurück.

> Konzentrieren Sie sich schließlich gleichzeitig auf Beckenboden und Scheitelpunkt, so dass Sie die Achse in ihrer ganzen Länge wie eine unbewegliche Lichtsäule spüren können.

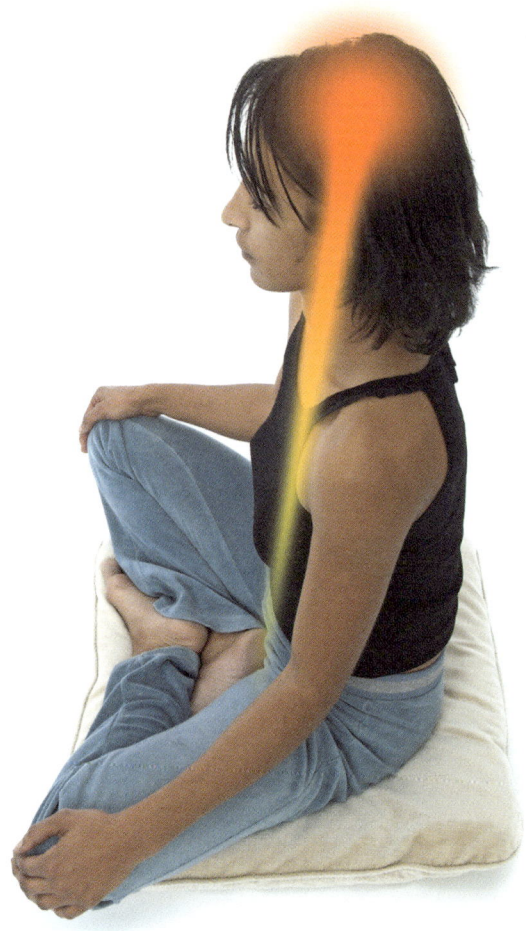

Was Sie während des Liebesaktes tun können

Die westlichen Abhandlungen über Sexualität begnügen sich mit der Empfehlung von Übungen, mit denen der Beckenboden gestärkt werden kann, um diesen Muskel im Moment des Orgasmus mit oder ohne Zuhilfenahme der Atmung zusammenzuziehen. Hierdurch können schnell Erfolge erzielt werden, was die Beherrschung der Ejakulation und des weiblichen Orgasmus angeht. Aber die so zurückgehaltene Energie wird nicht kanalisiert, und ihre Stagnation im Becken kann zusätzlich zu der empfundenen Frustration besonders beim Mann zu Stauungen im Beckenbereich führen. Die alten taoistischen Meister gehen hier viel weiter und empfehlen Techniken, mit denen wir diese Energie zum Fließen bringen können.

Wenn Sie fühlen, dass Sie auf den Orgasmus zusteuern, auch wenn er noch weit entfernt ist, atmen Sie so ruhig wie möglich, am besten durch die Nase.

Bereiten Sie sich dann darauf vor, die Energie zu nutzen, die sich in der Beckenregion angesammelt hat: Heben Sie den Beckenboden an, praktizieren Sie dabei die taoistische Atmung[1] und konzentrieren Sie sich auf den Teil Ihres Energiekörpers, der sich an Ihrem Scheitelpunkt befindet.

Dann können Sie die Energie entweder am *Ren Mai*-Meridian entlangströmen lassen, der von oben nach unten an der Körpervorderseite verläuft, oder sie im dritten *Dantian* in der Kopfmitte konzentrieren. Die so aufgefangene Energie wird sich in Ihrem ganzen Körper verteilen, das Gefühl der Ekstase verstärken und in alle Organe strömen.

Der Genuss, den wir auf diese Weise empfinden, verleiht den gewohnten Gefühlen beim Sex eine nie da gewesene Raffinesse. Das Gefühl der Ekstase erhellt sich mit knisternden Funken und bebenden Lichtwellen. So können wir wieder bis kurz vor einen neuen Orgasmus gehen und dann wieder neu beginnen.

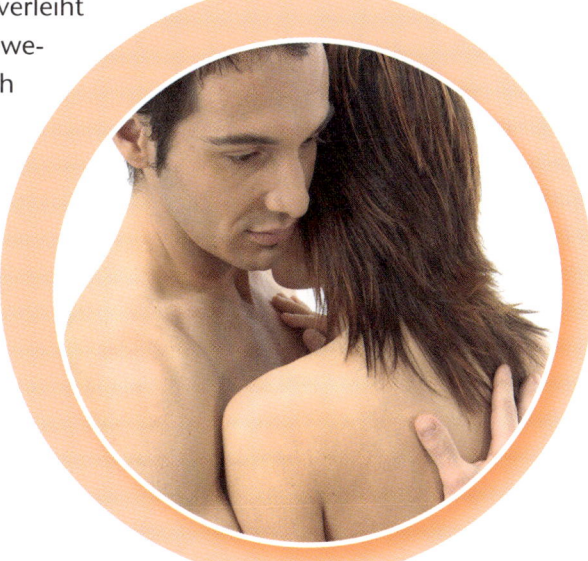

Frauen sind freier, was den Orgasmus betrifft, da sie bei der Explosion ihrer Lust weniger Energie verlieren. Sie können sich deshalb aussuchen, ob sie sich gehen lassen oder ihre Lust wie die Männer willentlich kontrollieren.

[1] Siehe S. 68.

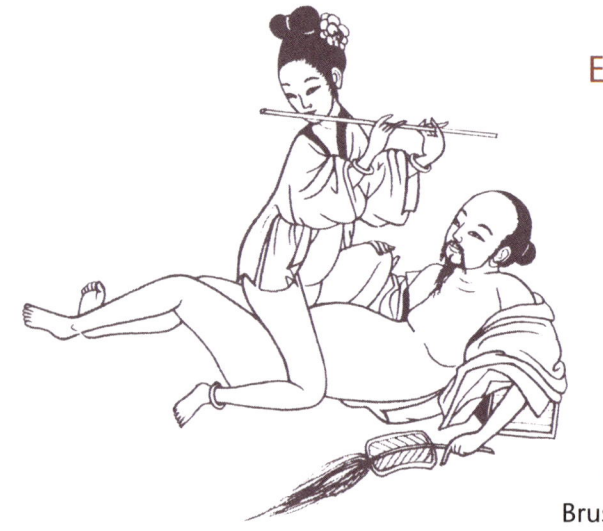

Entdecken Sie eine neue Welt

Das Wissen, das uns die chinesische Tradition überliefert hat, erweitert unser erotisches Universum. Alles wird möglich. Wir können miteinander spielen, wie Musiker, die ein Duett spielen oder in ihrer musikalischen Vereinigung improvisieren. Manchmal machen beide Partner Erfahrungen gleichzeitig, manchmal zeitversetzt, so dass jeder für den anderen da sein kann, wenn er das Bedürfnis verspürt. Beide können jederzeit gemeinsam beschließen, ihre sexuelle Energie in die Brust aufsteigen zu lassen, um die Verschmelzung der Liebe zu spüren, oder in die Kopfmitte, um die Öffnung ihres Bewusstseins miteinander zu teilen.

Wenn beide Partner mit diesem Spiel vertraut sind, können sie es ganz natürlich erleben. Und da ihr Bewusstsein nicht mehr auf den Genitalbereich konzentriert ist, erhellt sich ihr ganzer Körper bis in die winzigsten Zellen hinein mit Empfindungen. Die erotische Stimulation weicht der gemeinsamen Kreativität.

Die Geschichte erzählt, dass ein Mensch namens Pang Ze 800 Jahre alt wurde, weil er diese Technik der Zurückhaltung der Ejakulation gemeistert hatte. Auf ihn sollen die Lehren zurückgehen, die den Kaisern von China vermittelt wurden. Seine Geschichte ist die Grundlage einer der größten sexologischen Abhandlungen Chinas, des *Sou-Nu-Jing*. Dieses Buch untersucht detailliert die Häufigkeit der Ejakulationen, die ein Mann in den einzelnen Phasen seines Lebens haben sollte. Je älter er wird, desto seltener müssen sie werden. Das Buch versichert auch, dass wir einfach durch die Zurückhaltung des Orgasmus unsere Energie regenerieren und Krankheiten vorbeugen können. Jeder kann die Wirkung schnell bemerken, wenn er diese Praktiken ausprobiert. Für ältere Männer sind sie von größerem Interesse als für jüngere, da sie mit diesen Methoden ihre Kraft erhalten können, vor allem, wenn sie in einer Beziehung zu einer jüngeren Person leben.

Die traditionellen medizinischen Texte lehren, dass diese Praktiken gut zur Behandlung von Impotenz, Erektionsproblemen oder zur Verringerung des sexuellen Verlangens sind. Natürlich brauchen wir dafür Selbstbeherrschung und dürfen unsere Fähigkeiten nicht überschätzen. Aber niemand ist gezwungen, schon beim ersten Versuch größte Erfolge vorzuweisen.

Es genügt schon, ein bisschen mehr Langsamkeit, Bedachtsamkeit, Verzögerung in die Explosion der Lust zu bringen. Allmählich verlagert sich dann die sexuelle Erregung. Dann können wir uns der Energie der Vereinigung hingeben, ohne eine schnelle Ejakulation zu riskieren. Wenn wir auf diese Art Sex haben, hat das die gleiche Wirkung wie eine Qi Gong- oder Tai Chi-Sitzung. Es ist vergleichbar damit, wie wir uns nach einem Bad im Meer oder einem Spaziergang in der Natur fühlen. Wir sind fröhlich, gekräftigt, erfrischt – Geist, Seele und Körper sind in einem Zustand des Wohlbefindens …

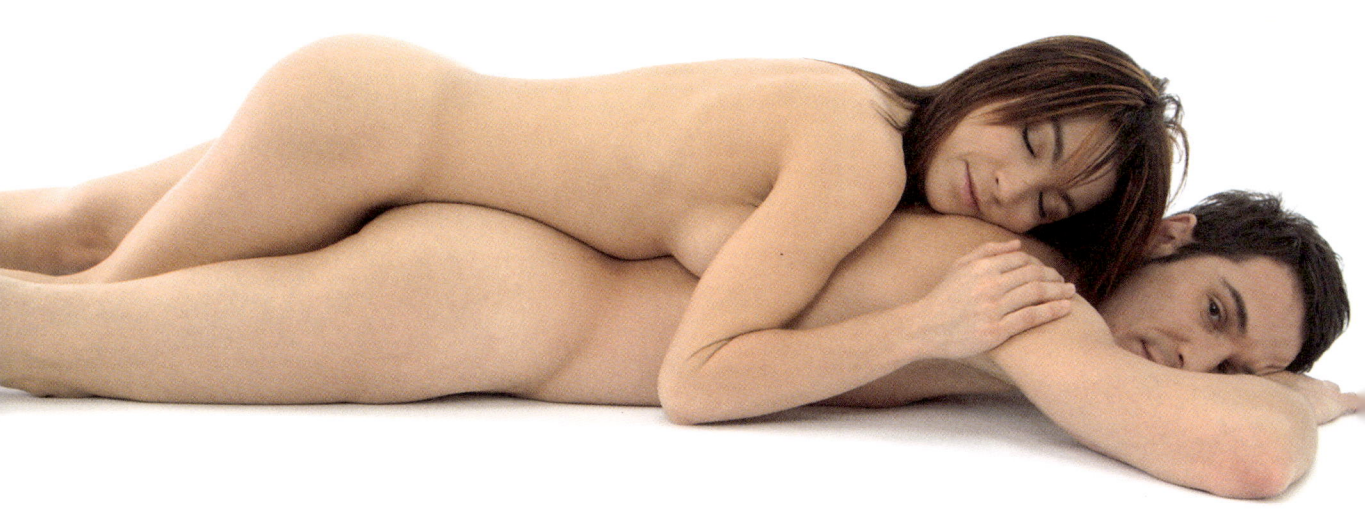

Öffnen Sie sich der inneren Alchemie

Der letzte Schritt auf unserer Reise ist die Erweckung des Bewusstseins. Für die Taoisten ist die Liebe ein Pfad der spirituellen Verwirklichung. Eine Erweckung, die wir im Geben und im gegenseitigen Respekt miteinander teilen können. So kommen wir vom mechanischen Genuss zum erfüllten Genuss, und dann öffnen wir uns einer höheren Dimension. Die Liebe wird zu einem Zugang zur Essenz des Seins.

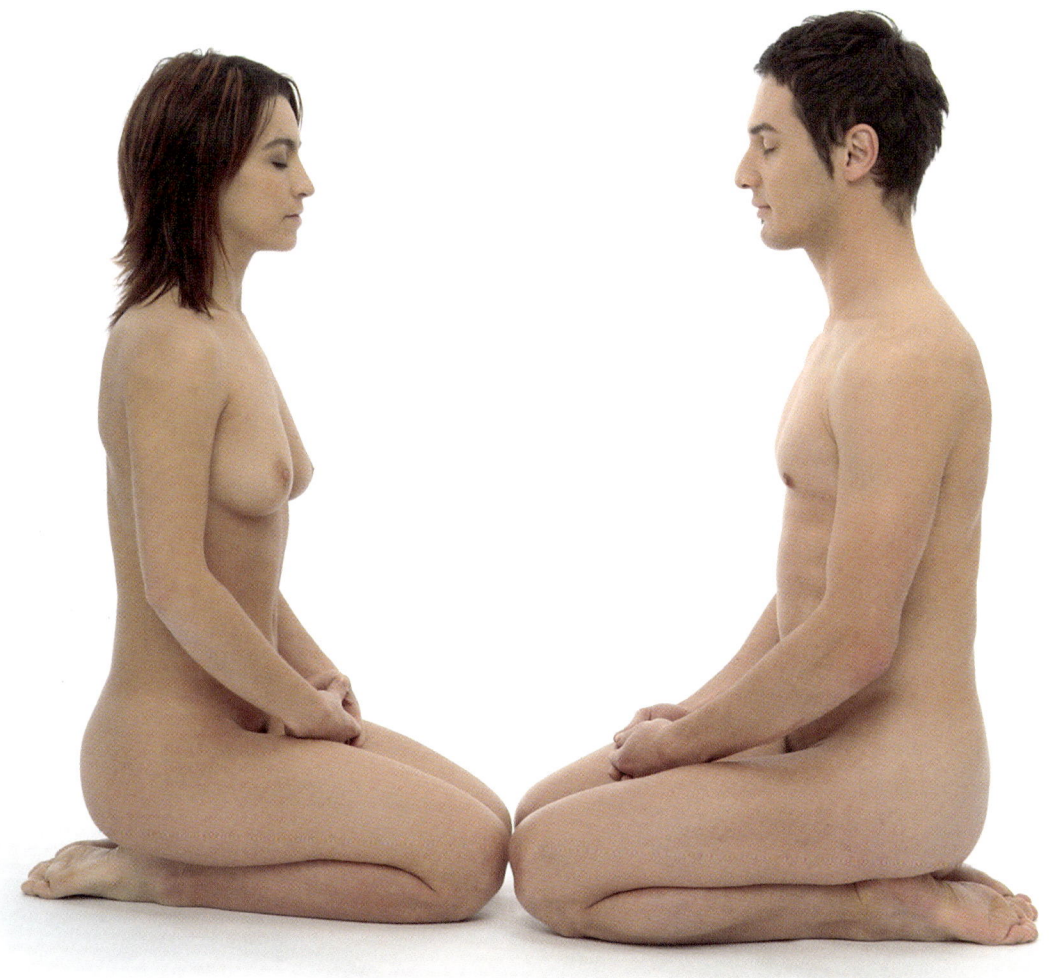

Im Tao geht es in der körperlichen Liebe nicht nur um ein langes Leben und Gesundheit: Sie ist ein Mittel, um das Absolute der Seele zu berühren, die innere Alchemie. Der Austausch zwischen den Partnern dient nicht nur dazu, Beschwerden vorzubeugen oder das Leben zu verlängern. Er steht im Dienste des spirituellen Bewusstseins und des Weges zur Transzendenz. Vom Körper aus berühren wir den Geist, und vom Geist aus reisen wir zu etwas, das größer, umfassender, erhabener ist ... jenseits unseres irdischen Daseins.

Transformation, Sublimation, Transmutation

Das Postulat aller spirituellen oder religiösen Strömungen der Welt lautet immer gleich: Der Mensch besitzt ein begrenztes, konditioniertes Individualbewusstsein, das nur ein Bruchteil eines unendlich größeren, universellen Bewusstseins ist. Ein Wassertropfen im so genannten »Ur-Ozean«. Die australischen Aborigines sprechen von einem Ur-Traum. In der jüdisch-christlichen Tradition ist es der Schöpfer, der große Erbauer des Universums, Gott ... Auch das Tao stimmt darin ein, auch wenn es einen etwas anderen Begriff mit hineinbringt: die Leere. Das Tao schlägt präzise Übungen vor, die helfen, das persönliche Bewusstsein zu überwinden und sich mit dieser Ur-Leere zu vereinen. Viele Wege führen nach Rom. Wir können uns wie die taoistischen Mönche in ein Kloster zurückziehen. Wir können uns allein in die Berge flüchten, wie es die Eremiten des Ostens tun. Aber wir können auch den Weg zu zweit praktizieren, in der sexuellen Begegnung. Paare können denselben spirituellen Weg gehen, ihn in ihren intimen Begegnungen ausprobieren und dennoch im aktiven und gesellschaftlichen Leben verankert bleiben. Unser Körper ist dann wie ein Tempel. Er ist der Ort aller Sublimationen, aller Transformationen. Die physikalischen Substanzen und die Körperenergien werden in Bewusstsein transmutiert, um mit der großen Leere des Tao zu verschmelzen.

Im ersten *Dantian* sammelt sich die Lebensenergie und lädt sich auf. Wie auch in der Meditation[1] können wir die sexuelle Erregung dazu nutzen, um diese *Jing*-Energie zu mobilisieren und zum Fließen zu bringen. Beim Sex kann der Mann sich auf das Ende seines Gliedes, auf die Spitze seiner Eichel konzentrieren, um die *Yin*-Energie seiner Partnerin zu empfangen.

[1] Siehe S. 97.

Gleichzeitig zieht die Frau ihre Vaginalmuskeln zusammen, um die Eichel ihres Partners zu umschließen und seine *Yang*-Energie in sich aufzunehmen. Hierfür müssen beide Partner von dem Wunsch erfüllt sein zu geben und zu empfangen. In diesem regungslosen Austausch ist die Energie so knisternd und magnetisch, dass die Erektion, wie bereits erklärt, sehr lange ohne Bewegungen aufrechterhalten werden kann, während sich durch den Energiesog nach oben die Lebensenergie im gesamten Körper verteilt, uns gesund erhält und unser Leben verlängert, ohne dass wir uns besonders darum kümmern müssten. Wenn die Partner in der Erfahrung noch weiter gehen möchten, können sie gemeinsam einen Zustand der Bewusstseinserweiterung erreichen, der sie in Verbindung mit etwas Größerem bringt, mit einer Form des universellen Bewusstseins.

Wenn sich der mittlere Kanal spontan öffnet

Diese Art der Erfahrung ist angenehm, wir müssen dabei nicht auf das Gefühl der Ekstase und des umfassenden Glücks verzichten. Die beiden Partner durchqueren das köstliche Feld der erotischen Erfahrungen. Genau diesen Zustand nutzen sie dann als Sprungbrett, um noch höher zu fliegen. Wenn die Bewusstseinserweiterung eintritt, fühlen wir unsere körperlichen Grenzen nicht mehr. Es ist, als seien wir ein fester Bestandteil des Universums. Wir fühlen uns wie schwerelos. Die Partner lassen diese Phase vorübergehen und konzentrieren sich gemeinsam auf ihre innere Stille. Nur dort berühren sie das Bewusstsein in seiner reinen Form. Weit entfernt von erotischen Empfindungen geben sie sich vollkommen hin, lassen sie die unterschiedlichen Zustände ineinander übergehen, ohne an einem anzuhaften, ohne etwas zu wünschen, ohne etwas zu wollen. Die körperliche Lust macht einer Form der Glückseligkeit Platz.

Während dieser Erfahrung kann es vorkommen, dass der »kleine Energiekreislauf[1]« spontan einsetzt und die Energie zu fließen beginnt. Dies geschieht leichter, wenn wir diesen Energiekreislauf außerhalb unserer sexuellen Begegnungen durch Übung geöffnet haben. Manchmal ist es der durch die regelmäßige Praxis geöffnete mittlere Kanal, der mitschwingt. Den taostischen Meistern zufolge öffnet sich dieser Kanal im Augenblick des normalen

---

[1] Siehe S. 99.

Orgasmus, jedoch äußerst punktuell und schnell. Der Geist hat keine Zeit, sich des Phänomens überhaupt bewusst zu werden.

Mithilfe der energetischen Praxis können wir zunächst diesen Moment wie in Zeitlupe erleben, mit zehnfacher Intensität und Dauer. Wenn die Partner in der Erfahrung bis zur Bewusstseinserweiterung gehen, spüren sie diese Öffnung zugleich auf der körperlichen und auf der seelischen Ebene. Sie erreichen einen Zustand, der dem der großen Meditierenden nahe kommt und den Mystiker aller Religionen beschrieben haben. Carl Gustav Jung beschrieb ebenfalls diesen Zustand, den sein Lehrmeister Freud als »ozeanisches Gefühl« bezeichnet hatte.

Diese Erfahrung kann ebenso beim Analverkehr zwischen heterosexuellen oder schwulen Paaren gemacht werden. Um Energie mit den Geschlechtsorganen auszusenden, üben wir wie ein Heilkünstler, der Flüssigkeit durch seine Handflächen schickt. Wenn wir es einmal können und regelmäßig praktizieren, wird es ganz natürlich. Ohne uns Fragen zu stellen, nehmen wir die subtilen Phänomene des energetischen Einströmens, Ausströmens und Austauschs wahr.

Zungenspiele

Wir können sogar Energie mit der Zunge austauschen, mit feinsinnigen, ruhevollen und besinnlichen Küssen und aneinanderliegenden Zungenspitzen. Lesbische Frauen können ihre Zunge und ihr Geschlecht nutzen, um Energie zu geben und zu empfangen. Und sowohl im hetero- als auch im homosexuellen Sex ist der Kontakt zwischen Zunge und Geschlecht (Cunnilingus, Fellatio) eine weitere Möglichkeit, um die innere Alchemie zu kultivieren.

In diesem Fall vereinbaren die Partner, jeweils abwechselnd den anderen auf seiner Reise zu begleiten. Derjenige, der die Stimulation erhält, liegt auf dem Rücken oder auf der Seite und kann sich vollkommen seiner inneren Wahrnehmung und der Transformation der Lebensenergie bis zur Bewusstseinserweiterung hingeben. Der andere stimmt sich auf ihn ein und begleitet ihn. Die Partner können auch sitzend mit gerader Wirbelsäule im Zustand der Meditation praktizieren, hierfür müssen sie aber viel Erfahrung mit Zuständen der Bewusstseinserweiterung haben. Der Gebende kann dann den Empfangenden unterstützen, indem er mit einer Hand langsam an seiner Wirbelsäule vom Kreuzbein bis zum Scheitelpunkt in einer ansteigenden Bewegung hochfährt, damit die Energie besser aufsteigen kann.

Diese miteinander geteilte Erfahrung eröffnet uns Dimensionen, die die unsere übersteigen, und hinterlässt ein Gefühl der Dankbarkeit gegenüber dem ganzen Universum, besonders gegenüber demjenigen, der uns geholfen hat, diese Erfahrung zu machen. Weit weg von Egoismus oder Egozentrismus bewirkt dieser Zustand der Gnade, dass unser Herz sich öffnet und uns zu den Herzen anderer führt.

Manchmal kommt es vor, dass Menschen beim Sex in Kontakt mit dieser Bewusstseinserweiterung kommen, ohne es gewollt oder beabsichtigt zu haben. Diese spontanen Erlebnisse sind jedoch eher selten. In jedem Fall können wir diese sexuelle Begegnung abschließen, indem wir eine Zeit lang gemeinsam über die Leere meditieren.

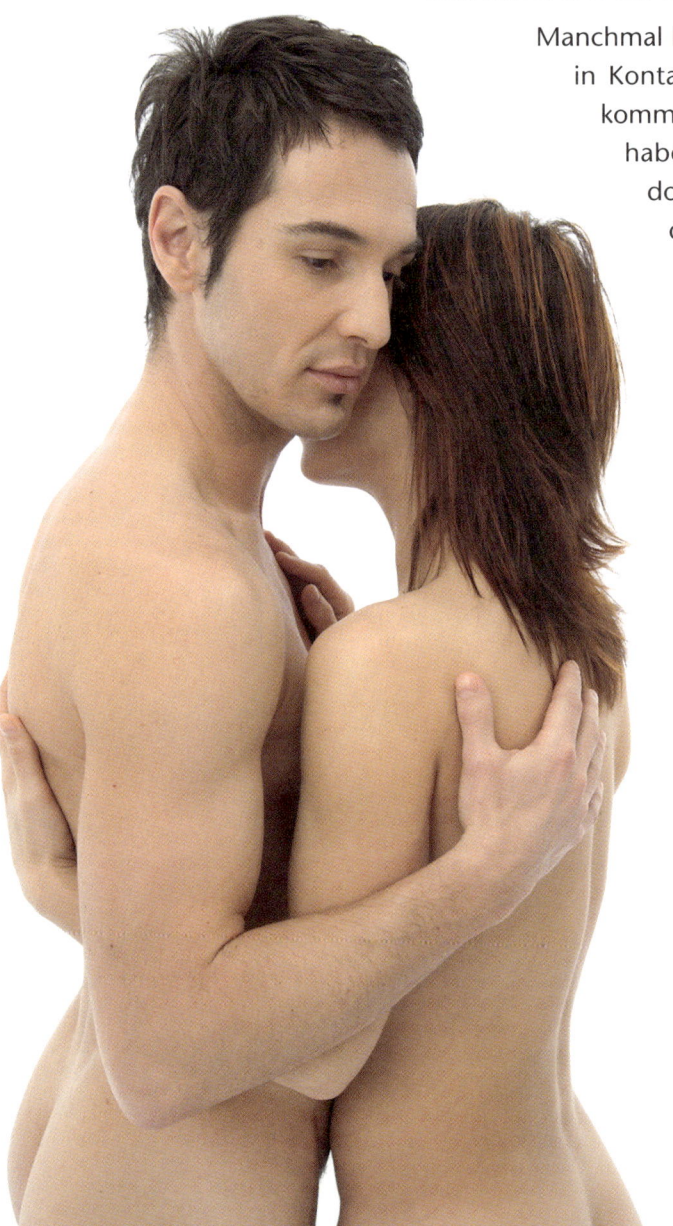

Nichts übertreiben!

Wenn sie einmal geweckt wurde, ist die sexuelle Energie wie ein Tiger, den man an den Schnurrhaaren zieht. Die Gefühle der Ekstase und der Fülle können leicht zur Abhängigkeit, zur Sucht führen. Einige Menschen verwechseln den Zweck mit dem Mittel und bleiben im Teufelskreis der persönlichen Befriedigung gefangen. Andere benutzen Sex als Machtinstrument, um den anderen abhängig von den Empfindungen zu machen, die sie ihm schenken. Gerade deshalb empfahlen ja die taoistischen Weisen der Antike Qi Gong und Meditation, um die sexuellen Praktiken vorzubereiten und zu begleiten. Qi Gong entfacht in unserem Inneren einen jubelähnlichen Zustand und stärkt zugleich unsere Energie. Mit Qi Gong wird unser Körper empfindsamer, und vor allen Dingen lernen wir, uns auf uns selbst zu verlassen. Es ist eine Initiation zur Autonomie der Lebenslust. Wenn wir uns daher zu zweit auf den Weg zur sexuellen Erfüllung machen, dient uns Qi Gong als Brüstung vor den eventuellen Gefahren einer Abhängigkeit.

Einige taoistische Strömungen wandten sich vehement gegen diese Praktiken, um schlecht vorbereitete oder seelisch oder emotional instabile Menschen zu schützen. Ihre Botschaft wurde von Buddhisten und Konfuzianisten wieder aufgegriffen. Andere religiöse Strömungen wie auch Laien lehrten weiterhin diesen Weg und begründeten dies mit ihrem Vertrauen in die menschliche Vernunft.

Im Westen ist die sexuelle Befreiung heute Anlass zu allen möglichen Formen von Abenteuern und Neuentdeckungen. Es wäre schade, diesen Königsweg der Wesenserfüllung zu ignorieren und auf den prosaischen Pfaden einer rein körperlichen Sexualität zu bleiben. Ganz vage fühlen wir alle, dass sich hinter Sex »etwas« verbirgt. »Etwas«, das die Transzendenz berührt, auch für Nichtgläubige. »Etwas«, das mit Selbstüberschreitung zu tun hat. Diese Dimension zeigt sich sogar direkt in unseren anatomischen Bezeichnungen: »Sacrum« (Kreuzbein) zum Beispiel bedeutet »etwas Heiliges«, »Perineum« (Beckenboden) bedeutet »um den Tempel herum«.

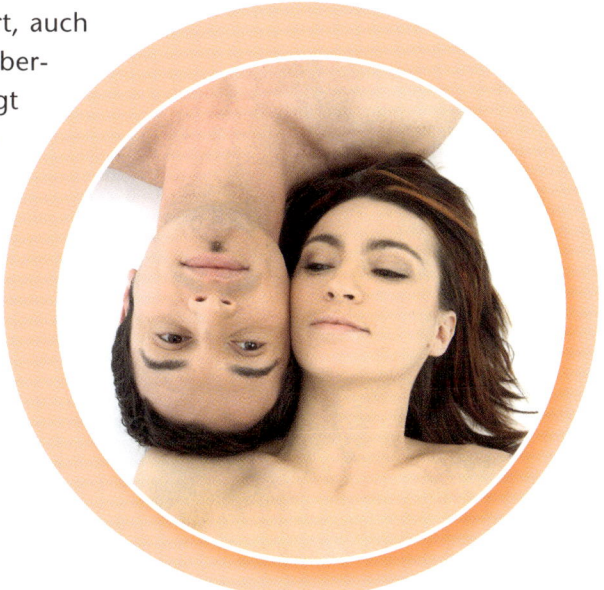

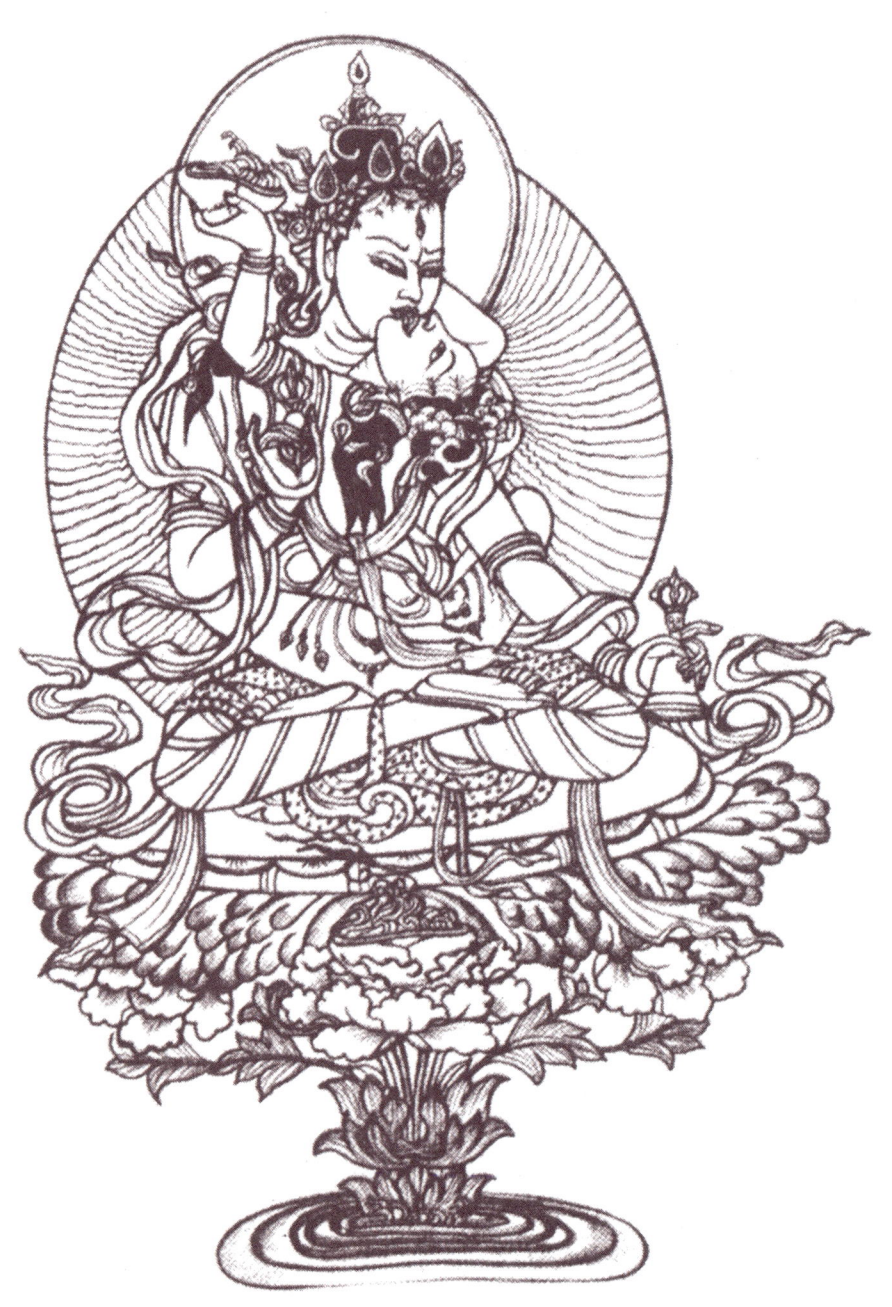

Universelle Liebe

In jeder Zivilisation findet man Spuren dieser spirituellen Dimension von Sex. In der *Zauberflöte* von Mozart, einer Oper über den freimaurerischen Einweihungsweg, wird sie in der Beziehung zwischen Tamino und Tamina verkörpert. Man findet sie auch symbolisch in der Suche nach dem Heiligen Gral oder in der Minne des Mittelalters. Es ist ein Einweihungspfad, der von amerikanischen Ureinwohnern, islamischen Sufis und vom indischen und tibetanischen Tantra gelehrt wird.

Hat das sexuelle Durcheinander und Chaos unserer modernen Gesellschaft vielleicht seine Wurzeln in unserem Orientierungsverlust? Wir sind dabei, uns zu bewussten und verantwortungsvollen Menschen zu entwickeln, aber der Weg ist noch lang. Im Augenblick sind wir ganz auf uns selbst gestellt, orientierungslos, verängstigt. Vielleicht kann uns der Weg des Tao der Liebe helfen, Kurs zu halten, einen Sinn in unserer Suche zu finden. Wir leben in einer Gesellschaft, in der die Liebe im Wesentlichen romantisch gesehen wird. Im Gegensatz zu diesem hoch gehaltenen Gefühl wird Sexualität zur bloßen »Fleischeslust« herabgewürdigt. Würden wir einen spirituelleren Weg einschlagen, dann könnten wir vielleicht etwas für unseren inneren Zusammenhalt und unsere persönliche Entwicklung tun. Womöglich eine Alternative, um unsere Gesellschaft in ihrer Entwicklung voranzubringen?

Die chinesische Medizin
besser verstehen

Wenn Sie sich in den Windungen des chinesischen Denkens und der chinesischen Medizin ein wenig verloren fühlen, finden Sie hier ein paar ergänzende Informationen. Begriffe wie Energie, Meridiane, Geschmacksrichtungen, Qi Gong, Moxabustion usw. werden hier verständlich erklärt. Am besten lesen Sie direkt an Ort und Stelle nach, wenn Sie sich bei einer Erklärung oder bei der Umsetzung unserer Empfehlungen nicht sicher sind.

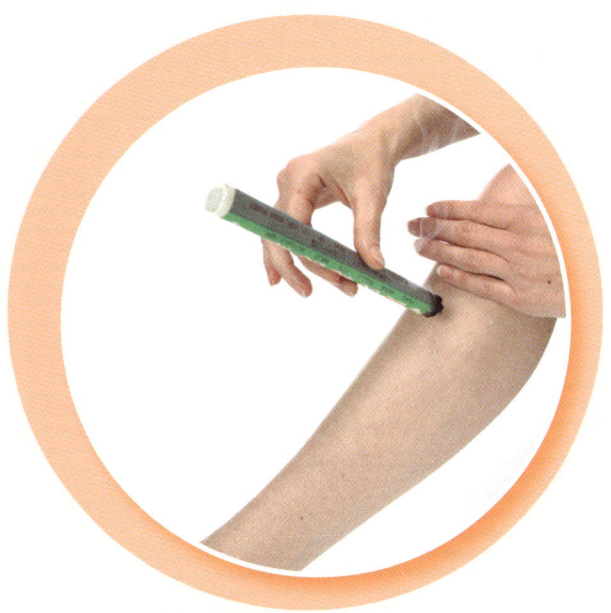

Die 5 Elemente

Im chinesischen Denken dreht sich alles um die fünf Elemente: Holz, Feuer, Erde, Metall und Wasser. Es ist ein Grundraster, das über Mensch und Natur bestimmt. Daraus leiten sich sowohl Diplomatie, Kriegskunst und Philosophie als auch Medizin und Gesundheit ab. Die fünf Elemente sind eng miteinander verknüpft und beeinflussen sich gegenseitig.

Alles ist mit den fünf Elementen verbunden: Jahreszeiten, Pflanzen, Nahrungsmittel, Farben, Töne, Planeten, aber auch unsere Organe, unsere Charaktereigenschaften, unsere Gefühle oder unsere Verhaltensweisen. Wie ein riesenhaftes, fein gewebtes Spinnennetz verbinden unzählige Fäden den Menschen mit den Elementen der Natur. Und die Energie, die primäre Kraft, die alles beseelt, strömt an diesen Fäden entlang, um dem gesamten Bauwerk Leben einzuhauchen.

Mensch und Natur

Um zu verstehen, wie dieses Bauwerk entstanden ist, begeben wir uns einmal in die Vergangenheit und stellen uns den ersten Menschen zu Anbeginn der Menschheit vor: Er steht aufrecht und beobachtet die Natur. Die Sonne geht im Osten auf, erreicht im Zenith ihren Höhepunkt, versinkt im Westen und weicht der Nacht. Mit den Jahreszeiten wechseln Wärme und Kälte, Feuchtigkeit und Trockenheit einander ab. Er vergleicht die vier Phasen des Tages mit denen des Jahres. Dem fügt er eine fünfte Dimension hinzu, die der Mäßigkeit: Es ist die Mitte, der Fixpunkt, von dem aus er das Universum betrachtet.

So entstanden die 5 Elemente: Das Holz verkörpert den Frühling im Augenblick des Überschwangs der Pflanzenwelt und zugleich die Morgenröte, die Wiedergeburt des Tages. Das Feuer verkörpert sowohl den Sommer, die Zeit der großen Hitze, als auch die Mittagsstunde, in der die Sonne ihre Strahlen vom Himmel schießt. Dann kommt die Erde, die Zwischenzeit, die dem Ende des Sommers und dem Ende des Nachmittags entspricht. Das Metall ist vergleichbar mit dem Herbst, in dem die Energie sich wieder wie das Metall tief in der Erde einnistet, und auch mit dem Abend, an dem die Sonne schwindet. Das Wasser schließlich ähnelt dem Winter, der Zeit von Regen und Schnee, und zugleich der schwarzen und feuchten Nacht. Ganz allmählich wurde alles, was die Menschen sahen, berührten, atmeten, in diese Klassifizierung eingeordnet.

Die 5 Elemente beherrschen auch unseren Organismus über die fünf Hauptorgane und die daran gekoppelten Nebenorgane (siehe Anhang 6). Jedem Element ist außerdem ein Sinn, ein Gefühl (siehe Anhang 8), eine Symptomart zugeordnet. Auch die einzelnen Behandlungsweisen, ob es sich dabei um Pflanzen oder Nahrungsmittel handelt, sind mittels der Geschmacksrichtungen mit den Elementen verbunden (siehe Anhang 10).

Wir und die 5 Elemente

ELEMENTE	HOLZ	FEUER	ERDE	METALL	WASSER
HAUPTORGANE	Leber	Herz	Milz	Lunge	Niere
NEBENORGANE	Gallen-blase	Dünn-darm	Magen	Dick-darm	Harn-blase
GEFÜHLE	Ärger	Freude	Sorge	Traurigkeit	Angst
SINNE	sehen	schmecken	tasten	riechen	hören
GESCHMACKS-RICHTUNGEN	sauer	bitter	süß	scharf	salzig
SYMPTOME	Aufregung	Schwellung	Durchfall	Aus-trocknung	Auf-regung

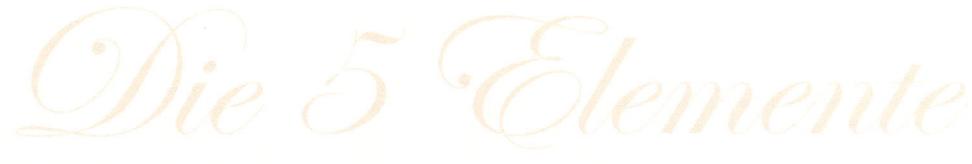

Die 5 Elemente

Die Gesetze der 5 Elemente

Die symbolischen 5 Elemente des chinesischen Denkens sind durch unveränderliche Gesetze miteinander verbunden. Wie die fünf Jahreszeiten ineinander übergehen, so folgen auch die Elemente aufeinander und bringen sich gegenseitig hervor. Diese Verbindungen helfen Ärzten der traditionellen chinesischen Medizin, die Natur des Ungleichgewichts zu verstehen, an dem der Patient leidet, und die Strategie festzulegen, um es wieder auszugleichen.

Die 5 Elemente heißen auch »fünf Wandlungsphasen«. Denn genau wie die Jahreszeiten, denen sie entsprechen, gehen diese Elemente ineinander über. Der Frühling geht dem Sommer voran, der mit der so genannten »fünften Jahreszeit« endet (dem Spätsommer, was im Großen und Ganzen dem Altweibersommer entspricht), dann kommt der Herbst, gefolgt vom Winter. Auf den Winter folgt wieder der Frühling, und ein neues Jahr beginnt.

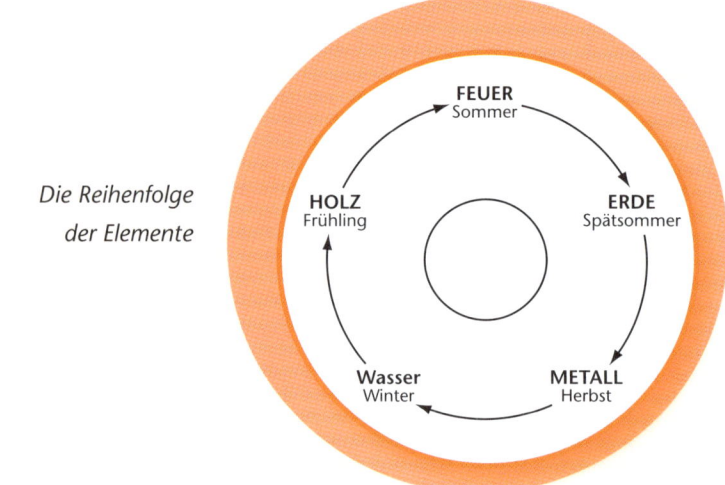

Die Reihenfolge der Elemente

● Gleichermaßen geht das Holz dem Feuer voran, das seinerseits der Erde vorangeht, auf die wiederum das Metall folgt. Das Wasser schließt den Kreis, und der nächste Kreis kann wieder mit dem Holz beginnen, das dem Wasser folgt.

● Da jedes Element mit einem Organ in Verbindung steht, findet sich dieses Naturgesetz auch im Körper wieder. Die Leber geht dem Herzen voran, das Herz der Milz, die Milz der Lunge, die Lunge der Niere. Dann beginnt ein neuer Energiekreislauf mit der Leber, die der Niere folgt. Energetisch betrachtet ist diese Reihenfolge im Körper eine Energieübertragung. Dies ist das erste Gesetz der Verbindung der Organe mit den fünf Elementen: das Gesetz der Erzeugung oder »das Gesetz von Mutter und Sohn«.

Das Gesetz der Erzeugung: eine Übertragung »von der Mutter zum Sohn«

- Die Leber gibt ihre Energie an das Herz weiter:
    > Man sagt, sie ist die »Mutter« des Herzens.

- Das Herz gibt seine Energie an die Milz weiter:
    > Es ist die »Mutter« der Milz.

- Die Milz gibt ihre Energie an die Lunge weiter:
    > Sie ist die »Mutter« der Lunge.

- Die Lunge gibt ihre Energie an die Niere weiter:
    > Sie ist die »Mutter« der Niere.

- Die Niere gibt ihre Energie an die Leber weiter:
    > Sie ist die »Mutter« der Leber.

Ein neuer Übertragungskreislauf beginnt, der genau wie der erste verlaufen wird. So geht es das ganze Leben lang weiter.

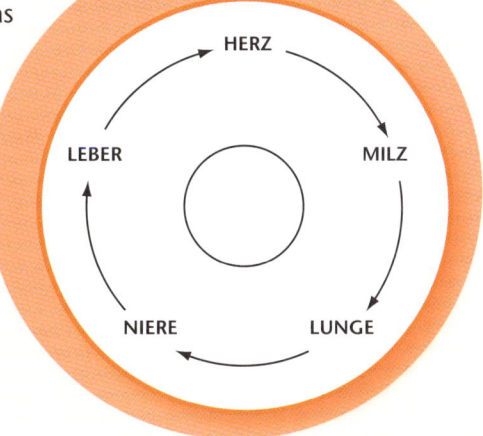

Das Gesetz der Erzeugung

Dieses Gesetz ist von großer Bedeutung, denn in der Akupunktur besitzt jeder Meridian einen besonderen Punkt für jedes der fünf Elemente. Mithilfe dieser Entsprechung kann der Arzt die Tonisierungs- und Dispergierungspunkte bestimmen. Hierzu zieht er das Gesetz der Erzeugung heran.

Hier ein Beispiel: Wenn die Lunge »leer« ist, wie es oft bei Traurigkeit der Fall ist, nutzt man die Energie der Milz dazu, um sie zu »nähren«; hierfür sticht man mit der Akupunkturnadel auf dem Lungenmeridian entweder in den Erdpunkt oder in den *Tai Yuan*-Punkt (9 P, Tonisierungspunkt der Lunge).

Der gleiche Gedankengang gilt auch für die Zerstreuung (Dispergierung) überschüssiger Energie: Bei mentaler Aufregung, Ängstlichkeit, Beklommenheit ist die Energie des Herzens übermäßig stark vorhanden. Um sie zu zerstreuen, muss man die Energie zur Milz schicken. Wenn das Herz einen Überschuss aufweist, behält es zu viel Energie bei sich und gibt zu wenig an seinen »Sohn« weiter.

Diese umfassende, feinsinnige und intelligente Vorgehensweise ist für beide Organe von Nutzen, da sie so ihr energetisches Gleichgewicht wiederfinden.

Das Gesetz der Kontrolle und der Umkehrung: die Beziehung von »Großvater und Enkel«

Die Jahreszeiten können auch als Gegensätze betrachtet werden. Der Winter steht dem Sommer gegenüber (Sonnenwende). Der Herbst steht dem Frühling gegenüber (Tagundnachtgleiche). Wenn man das Ende des Sommers hinzunimmt, werden die Gegensätze komplexer und bilden einen Stern mit fünf Zacken. Er gibt vor, was die traditionelle chinesische Medizin als »Gesetz der Kontrolle« bezeichnet.

> Die Leber kontrolliert die Milz.
> Die Milz kontrolliert die Niere.
> Die Niere kontrolliert das Herz.
> Das Herz kontrolliert die Lunge.
> Die Lunge kontrolliert die Leber.
> Und so weiter...

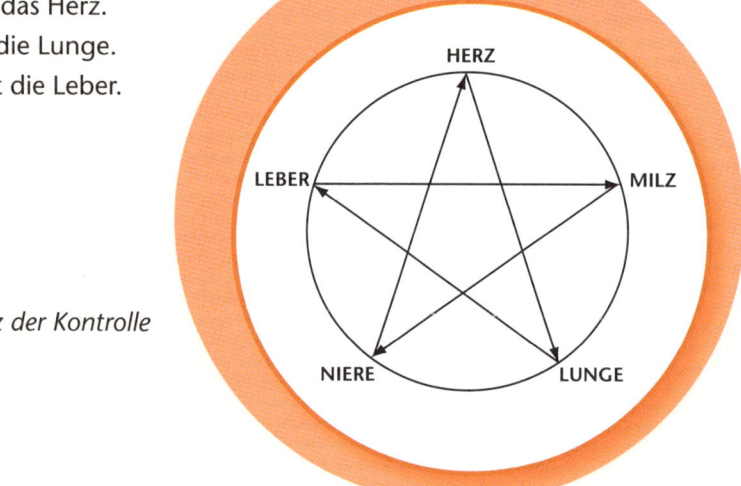

Das Gesetz der Kontrolle

Aber auch das Umgekehrte kann zutreffen: Der Sommer kann sich dem Winter entgegensetzen, dem Frühling, dem Herbst ... Die traditionelle chinesische Medizin nennt dies das »Gesetz der Umkehrung«. In diesem Fall kontrolliert die Leber die Lunge, die wiederum das Herz kontrolliert, das seinerseits die Niere kontrolliert und so weiter.

Wie das Gesetz der Erzeugung ermöglicht es dieses Gesetz der Kontrolle und der Umkehrung dem Arzt, Ungleichgewichten entgegenzuwirken und die Funktionen untereinander wieder auszugleichen, wenn dies notwendig wird.

Wie man die Energiegesetze anwendet

Anhand dieser energetischen Verbindungen zwischen den fünf Elementen im Körper eröffnen sich uns Möglichkeiten, mit denen wir mehrere Methoden kombiniert anwenden können. Nachfolgend ein Beispiel. Nehmen wir an, jemand hat sich erkältet und bekommt Ischias. Der Ischiasnerv überlagert den Verlauf des Harnblasenmeridians. Kälte ist das Klima des Winters, der wiederum dem Element Wasser zugeordnet ist. Um diesem Patienten Erleichterung zu verschaffen, tonisiert man (mit Akupunkturnadeln) oder erwärmt man (mit Moxabustion) den Feuerpunkt des Harnblasenmeridians. Aufgrund des Gesetzes der Umkehr zwischen Feuer und Wasser beseitigt diese Tonisierung die Kälte, die für die Schmerzen verantwortlich ist. Der Kranke erholt sich sehr schnell, manchmal sofort, oder in den darauffolgenden Stunden.

Schlüssige Gedankenführung, schneller Erfolg ...

In der chinesischen Medizin tritt der Erfolg manchmal so schnell ein, dass man meinen könnte, es sei Zauberei. Mit unserer westlichen Mentalität kommen uns die Mechanismen dieser Denkweise willkürlich und unbegründet vor, und manch einer führt die Erfolge auf Autosuggestion oder den Placebo-Effekt zurück.

Wenn man jedoch Akupunktur praktiziert, merkt man schnell, dass eine inkorrekte Gedankenführung, die auf fehlerhaften Hypothesen beruht, keinen Erfolg zeigt. Sobald man aber das Problem verstanden hat, drückt man praktisch auf einen Auslöser, und es stellen sich rasch Verbesserungen ein.

Gesetze der 5 Elemente

Energien

In unserem Körper fließen mehrere Energien, die das Leben in uns beseelen. Die einen werden vererbt: Wir erhalten sie zum Zeitpunkt der Empfängnis von unseren Eltern. Die anderen gehören uns ganz selbst, und es ist unsere Aufgabe, sie zu pflegen.

Die Energie, die über die Meridiane durch unseren Körper fließt, heißt *Zheng Qi*, was »Lebensenergie« oder »authentische Energie« bedeutet.

Sie besteht aus zwei Quellen, wie zwei Gewässer, die zusammenfließen. Stellen wir uns eine blaue und eine rote Quelle vor: Die Energie, die in unserem Organismus fließt, wäre dann violett.

Die erste (blaue) Quelle entspricht den Energien, die unsere Eltern zum Zeitpunkt der Empfängnis an uns weitergeben. Die Chinesen nennen sie »vererbliche Energien« oder »Energien des Vor-Himmels«.

Die zweite (rote) Quelle entspricht den erworbenen Energien, die wir seit der Durchtrennung unserer Nabelschnur selbst erzeugen. Diese erworbenen Energien, die die Chinesen »Energien des Nach-Himmels« nennen, erneuern wir durch die Luft, die wir atmen, und die Nahrungsmittel, die wir zu uns nehmen.

Yuan Qi-Energie

Yuan bedeutet im Chinesischen »Ursprung«. Yuan Qi ist demnach die Energie des Ursprungs, des Lebens, das unsere Eltern an uns weitergegeben haben. In der chinesischen Medizin ist diese Energie real vorhanden. Es ist eine Substanzansammlung zwischen den Nieren auf der Höhe des *Ming Men*, die durch besondere Meridiane fließt, vor allem durch den *Chong Mai*[1].

Jing-Energie

Jing bedeutet im Chinesischen »Essenz« und gleichzeitig auch »säen« oder »Samenflüssigkeit«. Diese Energie regiert über die Fortpflanzung, sie kontrolliert die Entwicklung des Embryos. Diese vererbte Energie »kontrolliert alle Metabolismen« nach der Geburt. In der chinesischen Medizin besitzt auch diese Energie eine Substanz, die im

---

[1] Siehe Yves Réquéna »Le massage du Ciel Antérieur«
(Edition Guy Trédaniel 2006) zur Beeinflussung des Zellgedächtnisses.

Ming Men wohnt. Sie fließt in besonderen Meridianen und versorgt Knochenmark, Rückenmark, Gehirn, Geschlechtsdrüsen und andere endokrine Drüsen. Alles also, was die westliche Medizin »neuroendokrine Achse« nennt.

Zong Qi-Energie

Der Name bedeutet »Atmungs-*Qi*«. Diese Energie bildet sich mittels der Luft, die wir atmen, und der Nahrungsmittel, die wir zu uns nehmen, durch die Arbeit von Milz und Magen, die diese Substanzen in Energie umwandeln. Sie erfüllt zwei Hauptaufgaben: Sie regelt die Atmung und den Blutkreislauf. Außerdem ist sie für die Aufrechterhaltung der inneren Temperatur, für die Beweglichkeit der Gliedmaßen und für die Sinnesschärfe zuständig (hauptsächlich Gehörsinn und Sehvermögen).

Wei Qi-Energie

Sie wird auch »beschützendes *Qi*« genannt. Diese Energie ist sehr dünnflüssig und äußerst schnell. Sie verteilt sich in den Meridianen, aber auch im gesamten Gewebe des Organismus. Sie schützt uns vor äußeren Angriffen, erwärmt die Haupt- und Nebenorgane und sorgt für die Gesundheit von Muskeln, Haut und Haar.

Physisch und immateriell zugleich

Das Qi-Prinzip ist für unser westliches Denken schwer fassbar. Es ist zugleich immateriell und materiell, weil es direkt auf unseren Organismus einwirkt und wir diese Wirkung feststellen können. Zugleich hat es aber keine greifbare Substanz.

Energien

Meridiane

Die Meridiane sind Kreisläufe, durch die die Energie in unserem Körper strömt. Es sind die Leitbahnen des Qi. Wir besitzen zwölf Hauptmeridiane und acht Außergewöhnliche Meridiane. Sie sind mit Punkten übersät, an denen die Energie beeinflusst werden kann, wenn man sie wieder ausgleichen möchte.

Ohne diese Energiekanäle wäre kein Leben in uns. Durch sie kann uns die Energie erst beseelen. Man unterscheidet mehrere Arten von Meridianen: die Hauptmeridiane, die Außergewöhnlichen Meridiane und die Großen Lo-Meridiane.

Die Hauptmeridiane

Sie sind das Vehikel der nährenden Energie, die wir durch die Umwandlung der Energie von Luft und Nahrungsmitteln erworben haben. Es gibt zwölf Hauptmeridiane: Lunge, Dickdarm, Magen, Milz, Herz, Dünndarm, Harnblase, Niere, Meister des Herzens, Dreifach-Erwärmer, Gallenblase und Leber. Jeder Meridian ist wie in einer Endlosschleife mit dem Meridian davor und dahinter verbunden.

Auch die Meridiane sind mit den fünf symbolischen Elementen verbunden. Jedes Element steht mit einem Hauptorgan und einem daran gekoppelten Nebenorgan in Verbindung, die jedes von einem Meridian »genährt« werden. So bilden sich Meridian-Paare: Die Leber- und Gallenblasenmeridiane sind mit dem Holz verbunden, während die Herz- und Dickdarmmeridiane mit dem Feuer verbunden sind oder die Milz- und Magenmeridiane mit der Erde ...

Jeder Meridian führt dem Organ Energie zu, für das er zuständig ist, sowie dem Organ, mit dem er durch Verzweigungen im Körperinneren verbunden ist. Die Hauptmeridiane stehen außerdem mit Nebenmeridianen in Verbindung: einem tendinomuskulären Meridian, einem transversalen Lo-Meridian und einem longitudinalen Lo-Meridian.

An jedem Meridian verteilt sich so die Energie in fünf verschiedene Netze: in den Meridian selbst, in den an ihn gekoppelten Meridian, in den tendinomuskulären Meridian und in die beiden zugehörigen Lo-Meridiane. Und zwar auf der linken und auf der rechten Seite, da die Hauptmeridiane jeweils beidseitig vorhanden sind. Die Ärzte der traditionellen chinesischen Medizin arbeiten somit mit 120 Energienetzen.

Die Außerordentlichen Meridiane

Zu den Hauptmeridianen kommen noch die acht Außergewöhnlichen Meridiane hinzu; drei davon sind einmal vorhanden, fünf sind doppelt und beidseitig vorhanden. Dies ergibt also weitere 13 Netze zusätzlich zu den 120 bisherigen.

Die Aufgabe der Außergewöhnlichen Meridiane ist es, die von den Eltern vererbte Primärenergie zu transportieren, die Lebens- oder Samenenergie, die in der Lendenregion (um die Nebennieren herum) in den Geschlechtsdrüsen (Eierstöcken oder Hoden) gespeichert wird. Mit dieser Energie versorgen sie die als außergewöhnlich bezeichneten Nebenorgane: Geschlechtsapparat, Knochenmark, Rückenmark, Gehirn, die innerste Schicht der Gefäßwände (Intima) und die Gallenblase.

Die Lo-Meridiane

Hinzu kommen noch zwei weitere große Meridiane: *Xu Li* (Großer Lo-Meridian des Magens) und *Da Bao* (Großer Lo-Meridian der Milz, beidseitig). Diese beiden Meridiane haben die Aufgabe, die *Zong*-Energie zu transportieren, die wir von unseren Eltern geerbt haben. Durch sie vermögen wir die Energien aus Nahrung und Luft aufzunehmen und in Umlauf zu bringen.

Insgesamt verlaufen in unserem Körper also 135 einander kreuzende Energiemeridiane, die ein riesiges energetisches Versorgungsnetz bilden. An den Kreuzungspunkten fließen die Energien schließlich ineinander und vermischen sich.

Akupunkturpunkte

Die Meridiane sind mit Punkten übersät, an denen man den Energiekreislauf beeinflussen kann, um sie zu zerstreuen, wenn sie übermäßig vorhanden ist, oder um sie zu mehren, wenn sie unzureichend ist.

Man zählt auf dem Körper 365 Hauptpunkte, außerdem weitere Zusatzpunkte und Punkte außerhalb der Meridiane.

Die Gesamtanzahl der Akupunkturpunkte beträgt 2000.

In dieser Zahl sind nicht die Reflexzonen an Ohren, Gesicht, Händen und Füßen enthalten.

Meridiane

Yin und Yang

Diese beiden entgegengesetzten und sich gegenseitig ergänzenden Begriffe stehen im Mittelpunkt des chinesischen Denkens. Im Gleichgewicht miteinander verbunden sorgen sie für die Einheit aller Dinge. Was die Gesundheit angeht, sucht die chinesische Medizin stets das Gleichgewicht zwischen der Yin-Seite und der Yang-Seite der Energie. Dies ist besonders in der Behandlung von Depressionen von Bedeutung.

Yin und Yang sind zwei Prinzipien, denen die gesamte Natur unterliegt – Pflanzen, Tiere, Planeten, Mineralien usw. Auch der Mensch kann ihrem ewigen und unumstößlichen Gesetz nicht entrinnen. Die beiden Prinzipien sind gegensätzlich: Eines ist männlich, das andere weiblich; das erste steht mit der Sonne in Verbindung, mit Wärme, Trockenheit, Aktivität, während das zweite Herrscher über alles ist, was der Schattenwelt angehört, wie Mond, Feuchtigkeit, Kälte, Unbeweglichkeit.

Die Suche nach dem Gleichgewicht

Wie überall müssen auch in unserem Körper diese beiden Prinzipien ihr Gleichgewicht finden. Durch ihren Gegensatz ergänzen sich beide perfekt. Sie sind in einer Dynamik miteinander vereint, die alles Leben entstehen lässt. Die Energie, die in unserem Körper fließt, hat demnach zwei Aspekte, die perfekt ausgeglichen sein müssen, damit wir gesund sind. Einige Organe (das Herz und in geringerem Maße die Leber) sind Yang, andere (die Nieren und in geringerem Maße die Lunge) sind Yin. Gleichermaßen sind unsere Verhaltensweisen, unsere Gefühle, unsere Empfindungen von einer Yin- oder Yang-Nuance geprägt, gemäß der sie Träger von Ausdruckskraft, Ärger, Stärke oder im Gegenteil von Zurückgezogenheit, Einsamkeit oder Traurigkeit sind.

Nichts ist allerdings jemals vollkommen Yin oder komplett Yang. Das zeigt sich schon im Symbol dieses Begriffes: Im weißen Teil ist stets ein kleiner schwarzer Punkt vorhanden, im schwarzen Teil ein kleiner weißer Punkt. Alle Dinge, alle Lebewesen, alle Pflanzen, alle Individuen besitzen ihr eigenes, persönliches, fein abgestimmtes Gleichgewicht. Krankheiten treten dann auf, wenn dieses Gleichgewicht gestört ist. Mit der ärztlichen Behandlung soll es wiederhergestellt werden.

Ohne *Yin* gäbe es kein *Yang*. Und ohne *Yang* gäbe es kein *Yin*. Die beiden Prinzipien nähren sich gegenseitig in einer beweglichen Wechselbeziehung. *Yin* kann sich sogar manchmal in *Yang* verwandeln und umgekehrt. So ist das Wasser *Yin* in flüssigem Zustand, aber wenn es sich in Wasserdampf verwandelt, wird es *Yang*.

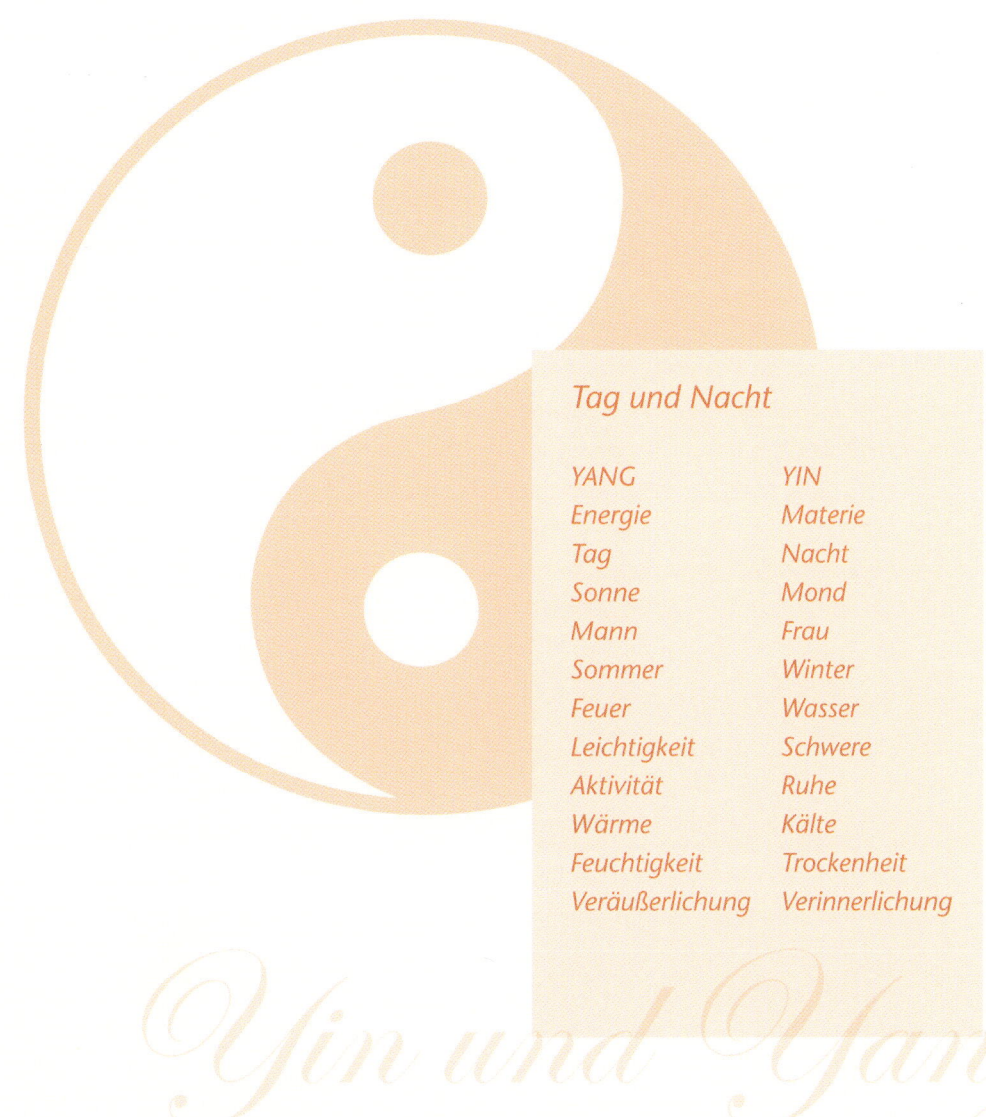

Tag und Nacht

YANG	YIN
Energie	Materie
Tag	Nacht
Sonne	Mond
Mann	Frau
Sommer	Winter
Feuer	Wasser
Leichtigkeit	Schwere
Aktivität	Ruhe
Wärme	Kälte
Feuchtigkeit	Trockenheit
Veräußerlichung	Verinnerlichung

Yin und Yang

Haupt- und Nebenorgane

Die Chinesen haben eine vollkommen andere Auffassung über die Organe als wir. Wo wir einen Teil unserer biologischen Funktionseinheit sehen, wie das Räderwerk einer Maschine, betrachten sie die Gesamtheit der Funktionen der Organe sowie alle Elemente, die aufgrund der Entsprechungen mit ihnen verbunden sind.

In der chinesischen Medizin gibt es analog zu den fünf Elementen auch fünf Hauptorgane. Jedem Hauptorgan ist ein Nebenorgan zugeordnet. So steht die Leber mit der Gallenblase in Verbindung, das Herz mit dem Dünndarm, die Milz mit dem Magen, die Lunge mit dem Dickdarm, die Niere mit der Harnblase. Die Chinesen bezeichnen die Hauptorgane als »Speicherorgane« *(Zang)* und die Nebenorgane als »Hohlorgane« *(Fu)*.

Dieser Liste fügen sie noch ein weiteres Haupt- und Nebenorgan hinzu: das Hauptorgan »Meister des Herzens«, eine Art Funktion ohne materielle Struktur, quasi der energetische Mittelpunkt des Herzens, und das Nebenorgan »Dreifach-Erwärmer«, das mit den drei Abschnitten des Rumpfes verbunden ist und ebenfalls eine Funktion, aber keine genaue Form besitzt.

Alle diese Paare werden von zwei Meridianen mit Energie versorgt, die ebenfalls miteinander in Verbindung stehen. Auch die Polarität von *Yin* und *Yang* ist in dieser Anordnung vorhanden, da die Hauptorgane *Yin* und die Nebenorgane *Yang* sind. Jedes besitzt einen Meridian mit *Yin*- oder *Yang*-Natur.

Diagnostizieren und heilen

Darüber hinaus sind Gewebe, Sinnesorgane, Gefühle, Verhaltensweisen und Sekretionen, die demselben Element wie das Organ zugeordnet sind, eng mit diesem verbunden. Damit zeichnet sich ein organischer Komplex ab, der ziemlich weit von dem entfernt ist, was die westliche Wissenschaft unter der Bezeichnung »Organe« versteht. Die scheinbar disparaten Elemente dienen sowohl zur Aufstellung der Diagnose als auch zur Festlegung der Behandlung.

Beispiel: Das dem Herzen zugeordnete Gefühl ist die Freude. Wenn ein Mensch von freudigem und beschwingtem Naturell brutal in ungewohnte Traurigkeit gestürzt wurde, wird der chinesische Arzt das Ungleichgewicht im Herzmeridian suchen.

Die Haupt- und Nebenorgane erfüllen somit komplexe Aufgaben, die weit über den Rahmen ihrer biologischen Funktionen hinausgehen. Die Leber zum Beispiel lenkt den Energiekreislauf im Körper. Aber da sie das Blut »speichert«, ist sie auch für die Harmonie des Blutkreislaufs verantwortlich. Die Milz steuert die Umwandlung und Aufnahme von Energie aus den Nahrungsmitteln. Die Niere speichert die *Jing*-Energie (die primäre, sexuelle Energie), sorgt aber auch für die Umwandlung und den Transport der organischen Flüssigkeiten.

Ein Ungleichgewicht des Herzens kann sich also durch Kopfschmerzen, Angina, übermäßiges Schwitzen, Herzflattern oder Hämorrhoiden bemerkbar machen (*Yang*-Beschwerden aufgrund eines Energieüberschusses), oder aber durch niedrigen Blutdruck, Blutarmut, Gedächtnisverlust oder Depressionen (*Yin*-Beschwerden aufgrund von Energiemangel).

Die Außergewöhnlichen Organe

In der chinesischen Medizin gehört das Gehirn nicht zu den Haupt- und Nebenorganen. Es wird zu den »Außergewöhnlichen Organen« gezählt, wie auch Mark, Knochen, Herzbeutel, Uterus und Blutgefäße. Im weiteren Sinne können ihnen alle endokrinen Drüsen zugeordnet werden.

Im Gegensatz zu den Haupt- und Nebenorganen verarbeiten die Außergewöhnlichen Organe nicht von außen zugeführte Nahrung (Luft, Nahrungsmittel, Wasser usw.). Ihre Aufgabe ist es, die Energie zu bewahren und zu erhalten.

Unter den Außergewöhnlichen Organen sind deshalb »edle Organe« zu verstehen, insbesondere die neuroendokrine Achse.

Haupt- und Nebenorgane

Ursachen für energetische Ungleichgewichte

Wie werden wir krank? Was verursacht das Ungleichgewicht in unserem Energiefluss? Nach der chinesischen Medizin gibt es drei Arten von Ursachen: äußere Ursachen (Kälte, Wärme, Feuchtigkeit, Trockenheit, Wind), innere Ursachen (Gefühle, Empfindungen) und Ernährungsfehler.

Unser Energiefluss kann unter dem Einfluss verschiedener Faktoren aus dem Gleichgewicht geraten. Einige kommen von außen, andere von innen und wieder andere aus der Nahrung.

Äußere Ursachen

In der traditionellen chinesischen Medizin können energetische Ungleichgewichte, die jeder Krankheit zugrunde liegen, mit klimatischen Faktoren im Zusammenhang stehen: Wind, Feuchtigkeit, Kälte, Wärme und Trockenheit. Diese Begriffe sind auf zwei Ebenen zu verstehen. Zunächst im strengen Sinne: Zu viel Feuchtigkeit begünstigt Rheuma, zu viel Kälte verursacht Frostbeulen usw.

Dieser offensichtlichen Dimension fügen die Chinesen noch eine umfassendere Sichtweise hinzu. Nicht jeder reagiert gleich auf dieselben klimatischen Bedingungen. Ein Mensch mit robuster Konstitution wird einem klirrend kalten Winter besser die Stirn bieten können als ein empfindlicherer Mensch. Und wir alle können auch mitten im Sommer eine Erkältung bekommen. Durch Assoziation haben die Chinesen letztendlich die äußeren Ursachen von Krankheiten nach den fünf klimatischen Grundfaktoren klassifiziert.

So ist der Wind ein schneller klimatischer Faktor, der sich durch brüske Bewegungen zeigt. Er verursacht Symptome, die jäh auftreten, sich verlagern oder sich schnell verändern, Zittern usw. Dies ist bei Rheuma oder Grippe der Fall. Feuchtigkeit ist prägnant und drückend und verursacht langsam und schwer entstehende Symptome mit Ausfluss oder Blähungen. Kälte bewirkt ein Zusammenziehen von Geweben und Gefäßen, starke Schmerzen, kalte Extremitäten. Wärme verursacht Beschwerden in Verbindung mit Durst, Blutungen, Entzündungen usw. Trockenheit führt zur Verringerung der organischen Flüssigkeiten, zu Verstopfung und zu einigen Hautbeschwerden.

Innere Ursachen

Energetische Ungleichgewichte können auch von Gefühlen und psychischen Störungen verursacht werden: Ärger, Freude, Sorge, Traurigkeit, Angst, Verzweiflung und Panik. Jedes Organ steht mit einem Gefühl in Verbindung (siehe Anhang 8). Wenn dieses Gefühl zu stark ist oder zu lange anhält, kann es die Energie des Organs beeinflussen, was am Ende zu Beschwerden führt.

Ernährungsursachen

Zunächst sind dies Ungleichgewichte in der Ernährungsweise: Zu salziges Essen kann Bluthochdruck verursachen, zu süßes Essen kann anfällig für Diabetes machen usw.

Hier sehen die Chinesen zusätzlich noch den Aspekt des Geschmacks: Sie ordnen alle Nahrungsmittel in fünf Kategorien ein (sauer, bitter, süß, scharf, salzig). Jede Geschmacksrichtung steht mit einem Element in Verbindung und dadurch auch mit einem Haupt- und einem Nebenorgan (siehe Anhang 1). Eine unausgewogene Ernährung, in der eine Geschmacksrichtung über die Maßen bevorzugt wird, führt am Ende zu einem Ungleichgewicht der entsprechenden Energie.

Auch die Umweltverschmutzung …

Dieser traditionellen Auffassung kann man heute noch alle Faktoren der Nahrungsmittel- und Umweltbelastung hinzufügen: giftige Dämpfe, die wir einatmen, der Missbrauch chemischer Substanzen in der Industrienahrung usw.

Die 5 Gefühle

Auch unsere Gefühle sind fünf an der Zahl. Jedes ist einem Element und einem Organ zugeordnet. Sie haben Anteil am Gleichgewicht unseres ganzen Wesens, und ihre Wirkungsweise ist vom physischen Körper nicht getrennt. Die chinesische Medizin ist eine psychosomatische Medizin der ersten Stunde! Ihr zufolge haben unsere Gefühle Einfluss auf unseren physischen Körper, so wie Ungleichgewichte in unserem Körper auch unsere Gefühle verändern.

In der chinesischen Tradition sind auch die Gefühle fünf an der Zahl: Ärger, Freude, Sorge (geistige Unruhe), Traurigkeit und Angst. Diese Beschreibung kommt unserer westlichen Klassifizierung recht nahe, die sechs Grundgefühle kennt: Ärger, Angst, Traurigkeit, Freude, Ekel und Überraschung. Die beiden Auffassungen weisen jedoch Unterschiede auf. Die westliche Wissenschaft hat Jahrhunderte lang den physischen Körper und die geistige und emotionale Funktionsweise voneinander abgetrennt. Es sollte bis zum Anfang des 20. Jahrhunderts dauern, bis die ständige Wechselwirkung zwischen diesen beiden Polen in der Psychosomatik berücksichtigt wurde.

Energie und Gefühle

3000 Jahre vor Christi betrachteten die Chinesen den Menschen bereits als untrennbares Ganzes, als Einheit von Gedanken, Gefühlen und physischem Körper, verbunden durch die einzigartige und lebenswichtige Energie, von der jedes seiner Elemente genährt wird.

Über die symbolischen Elemente fügen sich also auch die Gefühle in das Gebäude mit ein.

- Der Ärger steht wie die Leber mit dem Holz in Verbindung.

- Die Freude steht wie das Herz mit dem Feuer in Verbindung.

- Die Sorge steht wie die Milz mit der Erde in Verbindung.

- Die Traurigkeit steht wie die Lunge mit dem Metall in Verbindung.

- Die Angst steht wie die Niere mit dem Wasser in Verbindung.

Ein energetisches Ungleichgewicht im Lebermeridian kann sich demnach durch Wutausbrüche äußern, während es sich im Nierenmeridian in irrationalen Ängsten zeigen wird und im Lungenmeridian durch hartnäckige Melancholie. Die Gefühle selbst können die Funktionsweise der Organe direkt beeinflussen.

So kann ein brutaler und heftiger Schreck die Niere aus dem Gleichgewicht bringen. Und angestauter Ärger, dem nicht Luft gemacht werden konnte, kann die Leber stören.

Ärzte der traditionellen chinesischen Medizin beziehen unsere Gefühle in die Diagnose mit ein: Sie sehen unsere aktuelle emotionale Verfassung als Zeuge unserer Grundkonstitution; außerdem notieren sie ungewohnte in uns aufgetretene Gefühle, die ein Zeichen für energetische Ungleichgewichte sind.

Die sieben Empfindungen

Wenn ein Gefühl überhandnimmt, bis es schließlich eine Krankheit nach sich zieht, sprechen die Chinesen nicht mehr von einem Gefühl, sondern von einer Empfindung.

Zu den fünf Grundgefühlen zählen sie also noch zwei weitere hinzu: Verzweiflung und Panik. Erstere ist die Steigerung von Traurigkeit, zweitere die von Angst. Die Intensität unserer Gefühle ist es also, die dem Gleichgewicht schadet, nicht die Gefühle an sich.

Die 5 Gefühle

Die 5 Shen

Dies ist für unsere westliche Denkweise ein schwer einzuordnender Begriff. Das Wort kann mit »Bewusstsein« oder »Geist« übersetzt werden. Shen vereint mehrere mentale Tätigkeiten in sich, die dieses Bewusstsein erzeugen. Ein gutes Shen ist unabdingbar für das Gleichgewicht und hat Anteil an bestimmten lebenswichtigen Prozessen wie etwa dem Schlaf. Shen hat fünf Bestandteile, die natürlich jeder einem Element zugeordnet sind.

*S*hen ist Teil dessen, was die chinesische Denkweise als »die drei Schätze des Menschen« betrachtet, mit *Qi* (der nährenden Energie, die sich stets erneuert und ihm Körper fließt) und *Jing* (der lebenswichtigen Energie, die wir von unseren Eltern geerbt haben). Es ist der subtilste Teil unserer Lebensenergie, denn es versorgt unsere mentalen und geistigen Funktionen.

Hun, Yi, Po, Zhi und Shen

Es gibt fünf Aspekte von *Shen*, die zusammenwirken und uns so den Zugang zum Grundbewusstsein (Wechsel von Wachsein und Schlaf) und zu den höheren Gedankenebenen, zum Unbewussten und zum Körpergedächtnis ermöglichen.

● Der der Leber zugehörige Aspekt ist *Hun*. Es ist der »Berater des *Shen*«, die Kraft, die es uns ermöglicht, unsere Gefühle zu lenken. *Hun* hat Anteil am Gedächtnis. Wo wir sagen »auswendig lernen«, sagen die Chinesen »mit der Leber lernen«.

● Der der Milz zugehörige Aspekt ist *Yi*. Mit ihm können wir denken, überlegen. Dies hat nichts mit Intelligenz zu tun. Es ist vielmehr die Energie, die wir zur Verfügung haben, um unseren Geist zum Arbeiten zu bringen. Wenn wir am Tag manchmal das Gefühl haben, nicht effizient denken zu können, einen leeren oder benebelten Kopf zu haben, dann deshalb, weil unser *Yi* durch eine energetische Leere im Milzmeridian gestört wird.

● Der der Lunge zugehörige Aspekt ist *Po*. Es ist unser Selbsterhaltungsinstinkt, der tief in uns verwurzelt ist und uns veranlasst, unser biologisches Gleichgewicht aufrechtzuerhalten und zu regulieren, um am Leben zu bleiben. Man kann ihn als »Körperintelligenz« betrachten.

- Der der Niere zugehörige Aspekt ist *Zhi*. Es ist der Ausdruck unseres Willens auf psychologischer und auf gesundheitlicher Ebene. *Zhi* hat Anteil an unserem Lebenstrieb. Spektakuläre Heilungen stehen mit *Zhi* im Zusammenhang, auch die Handlungsweisen von Machthabern.

- Der dem Herz zugehörige Aspekt schließlich ist *Shen* selbst. Alle anderen *Shen* sind lediglich seine Helfer. Das Herz lenkt unsere Wachsamkeit, Konzentration, Auffassungsgabe. Zudem ist es der Hüter unserer Gefühle und unseres spirituellen Strebens. Dem *Shen* des Herzens verdanken wir es, wenn sich unsere Wachsamkeit zur Ruhe begibt, damit wir schlafen können. Und es weckt sie auch wieder, um uns aus dem Schlaf zu holen. Schlafgestörte wie zum Beispiel Schlafsüchtige leiden an Störungen des *Shen*.

Shen und Intuition

Shen ist auch das Instrument unserer Intuition, dieser äußerst intimen und subtilen Beziehung zu unserer Umwelt.

Wie das Herz steht Shen in Verbindung mit Feuer, Wärme, Licht ... mit allem, was unsere Ideen und unsere intuitive Wahrnehmung erhellt.

Hier nimmt Shen eine spirituelle, nicht mehr mentale Dimension an.

Die 5 Shen

Die 5 Geschmacksrichtungen

Im Herzen der Pflanzen verbirgt sich die Energie in Form von Geschmacksrichtungen. Es gibt fünf davon: sauer, bitter, süß, scharf und salzig. Im chinesischen Denken sind sie ein Faden, der zwischen unserer Welt und der Welt der Pflanzen gespannt ist. Nahrungsmittel und Heilpflanzen werden daher ihrer Fähigkeit entsprechend klassifiziert, die Energie in uns anzuregen oder abzuschwächen.

In China ist Geschmack nicht nur das, was unsere Geschmacksknospen wahrnehmen. Vielmehr geht es dabei im weiteren Sinne um die energetische Natur der Pflanzen.

Zunächst ist da der Geschmack selbst: sauer, bitter, süß, scharf und salzig. Jeder ist mit einem Element verbunden, folglich mit einem Organ und mit allem, was sich daraus herleitet. Der Geschmack des mit der Leber verbundenen Holzes ist sauer, der Geschmack des mit dem Herzen verbundenen Feuers ist bitter, der Geschmack der mit der Milz verbundenen Erde ist süß, der Geschmack des mit der Lunge verbundenen Metalls ist scharf, der Geschmack des mit der Niere verbundenen Wassers ist salzig.

Dazu kommt die Natur der Pflanzen: Sie können warm, lauwarm, neutral, kühl oder kalt sein. Warme Nahrungsmittel und Heilpflanzen regen die Energie an, lauwarme ebenfalls in geringerem Maße. Neutrale erhalten sie lediglich. Kühle Pflanzen mäßigen sie, und kalte zerstreuen sie.

Auch unsere Pflanzen im Westen ...

Chinesische Ärzte spielen mit dieser Geschmackspalette wie auf einem Musikinstrument, das man stimmt, um den harmonischsten Ton zu erhalten. Sie richten ihre Behandlungsweisen, Ernährungsempfehlungen oder Heilpflanzen danach aus, ob sie die Energie eines bestimmten Organs anregen oder zerstreuen möchten.

Traditionelle chinesische Pflanzen sind bei uns schwer zu bekommen. Wir können aber auch einfach unsere eigenen Heilpflanzen gemäß den energetischen Kriterien des Ostens verwenden. In der westlichen pharmakologischen Klassifizierung finden wir sogar tatsächlich fünf Kategorien von Bestandteilen: organische Säuren (sauer), Alkaloide (bitter),

Pflanzenschleime und Fettsäuren (süß), Chlorophyll, Eisen und Schwefel (scharf) sowie organische Salze (salzig). Davon ausgehend weiß man, dass Gurkenkraut süß und kühl ist, die Engelwurz hingegen würzig und warm. Gleichermaßen ist die Grapefruit sauer und kalt, während Spinat süß und kühl ist.

Synergie der Pflanzen

Heilpflanzen können in verschiedenen Formen eingenommen werden, von hochkonzentrierten ätherischen Ölen bis hin zu extrem feinen Blütenelixieren aus frischen oder getrockneten Pflanzen.

Ungeachtet der Form bewahrt die Pflanze ihre energetische Natur.

Wenn wir die gleiche Pflanze gleichzeitig in mehreren, unterschiedlichen Formen zu uns nehmen (zum Beispiel als Kräutertee, ätherisches Öl und Blütenelixier), können wir eine schnellere und stärkere Wirkung erzielen, da jede auf ihrer Ebene an einem gemeinsamen Ziel arbeitet.

Das ist das Prinzip energetischer Elixiere, in denen Pflanzen miteinander kombiniert werden, die man entsprechend ihrer energetischen Natur in mehreren, unterschiedlichen Formen auswählt[1].

---

[1] Elixiere dieser Art sind in Apotheken und Reformhäusern erhältlich.

5 Geschmacksrichtungen

Qi Gong

Seit 3000 Jahren halten sich die Chinesen mit energetischen Übungen gesund, die durch gezielte Bewegungen den Energiefluss im Körper ins Gleichgewicht bringen. Es ist das Prinzip des Qi Gong, wobei Qi »Energie« und Gong »Übung« bedeutet. Die Übungen haben mit anstrengender Aerobic oder Muskeltraining nichts zu tun – sie sind sanft, die Haltungen sind einfach.

Der Ursprung von Qi Gong verliert sich in grauer Vorzeit. Es besteht aus mehreren Haltungen oder Aneinanderreihungen von Haltungen, die man langsam durchführt, ohne dass Muskeln, Atmung oder Herz dabei angestrengt werden. Es geht nicht darum, den Organismus »zum Laufen« zu bringen, sondern darum, den Energiefluss in den Meridianen zu erhalten. Damit unterscheidet es sich radikal von der Sportgymnastik, wie sie in westlichen Ländern üblich ist. In China ist Qi Gong fest in den Alltag integriert und wird wie eine Art Hygiene praktiziert. Nach einer Qi Gong-Sitzung fühlt man sich innerlich gereinigt, ruhig und heiter, mit klarem Blick.

Wohlbefinden in jedem Alter

Wenn man Qi Gong praktiziert, verlangsamt das Herz seine Schläge, besänftigt sich die Atmung, beruhigt sich der Geist. Diese Wirkungen sind der Konzentration zuzuschreiben, die man braucht, um die Bewegungen durchzuführen und um die Atmung an den Körperrhythmus anzupassen.

Gleichzeitig sind die Übungen dafür gedacht, direkt auf die Energie einzuwirken, die durch die Meridiane fließt. So dehnen einige Haltungen die Meridiane und dynamisieren das Qi, während andere Energieüberschüsse zerstreuen.

Qi Gong kann in jedem Alter geübt werden. Bei Kindern trägt es zur Entwicklung einer guten Körperkenntnis, zur Konzentrationsfähigkeit und zur Aufmerksamkeit bei. Bei Erwachsenen vertreibt es Stress, hält sanft die Gelenke gesund und verbessert den allgemeinen Gesundheitszustand. Bei älteren Menschen trägt es zur Gesundheit des Herz-Kreislauf- und Atmungssystems bei, verbessert die Gelenkigkeit und verlangsamt die Alterung. Man kann es bis ins fortgeschrittene Alter üben.

Auf medizinischer Ebene hat Qi Gong wahrhaft therapeutische Wirkungen. Da es direkt das Qi beeinflusst, trägt es zur Heilung zahlreicher Krankheiten bei, im Rahmen einer ganzheitlichen Behandlung mit Massagen, Pflanzen, der Stimulation bestimmter Punkte und der Ernährung. In China gibt es Fachkliniken, in denen Qi Gong als eigenständige medizinische Behandlung praktiziert wird.

Der Mensch zwischen Himmel und Erde

Qi Gong besitzt auch eine spirituelle Dimension.

Die chinesische Tradition sieht den Menschen als Verbindungsglied zwischen Himmel (Yang) und Erde (Yin).

Deshalb befinden sich diese beiden Energiebestandteile in ihm und müssen ständig ausgeglichen werden.

Mit Qi Gong können wir uns tief in der Erde verankern und unseren Geist zum Himmel öffnen, um uns direkt mit der Energie der Sterne zu verbinden.

Qi Gong

Moxabustion

Um auf den Energiefluss im Körper einzuwirken und ihn wieder auszugleichen, verwendet der Akupunkteur am häufigsten Nadeln. Er kann aber auch auf die Moxabustion zurückgreifen. Hierfür hält er brennende Beifußstäbchen an Akupunkturpunkte, um sie zu erwärmen. Akupunkturnadeln müssen äußerst präzise angewandt werden und sind deshalb Spezialisten vorbehalten, die Moxabustion hingegen kann man auch in der Selbstbehandlung einsetzen.

Mit Moxabustion können Akupunkturpunkte auf eine andere Weise als mit Nadeln angeregt werden, indem man sie erwärmt. Hierfür empfiehlt die traditionelle chinesische Medizin eine bestimmte Heilpflanze: den Beifuß.

Stäbchen oder Kegel

Seit der Antike verwendet man in China Beifuß, um Moxas herzustellen. Man entfernt ihre Stängel und Fasern, kocht sie und erhält so ein Gemisch, das in seiner Konsistenz dem Feuerschwamm (Zunder) ähnelt. Aus dieser Paste fertigt man entweder erbsengroße Kügelchen oder Kegel (ähnlich wie Räucherkegel). Man legt eine Scheibe Ingwer auf die Haut oder streut eine Schicht Salz darauf und setzt die zuvor angezündeten Kegel oder Kügelchen darauf.

Diese traditionelle Anwendungsweise birgt Verbrennungsgefahren. Heute verwendet man deshalb lieber zigarrengroße Stäbchen, die mit der gleichen Beifußpaste hergestellt wurden, und hält die brennende Seite an den Punkt, den man erwärmen möchte, ohne dabei die Haut zu berühren.

Die Moxabustion ist ein fester Bestandteil der chinesischen Medizin. Das chinesische Wort für Akupunktur ist übrigens Zheng Jio, was »Nadel und Feuer« bedeutet.

Akupunkturpunkte erwärmen – warum?

Mithilfe der Moxabustion kann Wärme direkt einem Akupunkturpunkt und seiner Umgebung zugeführt werden. Es ist eine therapeutische Anwendung, die manchmal genauso wichtig ist wie die Akupunktur selbst. Die Moxabustion wird besonders dann eingesetzt, wenn es dem Patienten an Energie fehlt, wenn das Qi eines Organs schwach ist (oft ist dies bei Depressionen der Fall) oder wenn Kälte in einen Meridian oder in ein Organ eingedrungen ist.

Akupunkteure verwenden manchmal die Technik der warmen Nadel: Dabei befestigen sie eine kleine erwärmte Beifuß-Wollkugel am freien Ende der Nadel, um so die »Einstichwirkung« und die »Moxa«-Wirkung miteinander zu kombinieren.

Die Moxabustion hat noch einen weiteren nicht belanglosen Vorteil: Sie kann als Selbstmedikation eingesetzt werden. In China geben Ärzte, die mit Moxabustion arbeiten, ihren Patienten generell einige Ratschläge an die Hand, mit denen sie die Behandlung zu Hause fortführen können.

Die praktische Anwendung

Die Anwendung ist einfach. Man muss sich lediglich Beifußstäbchen (Moxazigarren) besorgen (in Spezialgeschäften oder Apotheken).

Man zündet eine Seite der Moxazigarre an und hält sie, wenn sie brennt, 2 bis 3 cm von der Haut entfernt an den zu erwärmenden Punkt, dessen genaue Lage man zuvor ausfindig gemacht hat.

Diese Position muss man so lange einhalten, bis die Haut errötet und die Person starke Wärme verspürt, ohne sich dabei aber zu verbrennen. Die Dauer ist von einem Menschen zum anderen, von einem Punkt zum anderen sehr unterschiedlich, ja selbst von einem Moment zum anderen am selben Punkt bei derselben Person.

Man kann die Moxabustion an leicht zugänglichen Punkten selbst durchführen oder jemand Nahestehenden darum bitten, wenn man einen Körperbereich allein nur schwer erreichen kann.

Vergessen Sie nicht, nach einer Moxabustion den Raum einige Minuten zu lüften.

Moxabustion

Energetische Massage

Die Massage gehört zu den Grundbehandlungen der chinesischen Medizin. Es ist eine Methode, um zugleich mit dem Körper und der in ihm fließenden Energie in Kontakt zu treten, um ihren durch Ungleichgewichte gestörten Fluss wiederherzustellen. Die traditionelle taoistische energetische Massage heißt Tui Na. Sie wird nach genauen Regeln durchgeführt. Man kann sie allein oder in Verbindung mit anderen Heilverfahren anwenden.

Die traditionelle chinesische Massage wird wie alle Formen der Massage ausgeführt, indem man den Körper der Person berührt, die man behandeln möchte. Diese Berührung findet jedoch auf zwei Ebenen statt: Die Hand berührt den physischen Körper, die Haut, die Muskeln; gleichzeitig »spürt« sie die Energie, die unter der Haut, im Gewebe fließt, und verlangsamt oder beschleunigt je nach Bedarf ihren Fluss.

Stärken oder lockern

Die Massage ist zum Ersten stärkend oder lockernd. Je nach den Informationen, die der Masseur beim Berühren seines Patienten erhält, passt er seine Handgriffe entsprechend an. Wenn er spürt, dass die Muskeln weich sind, das Gewebe locker ist, wird er sich für schnelle Gesten und starken Druck entscheiden, um das Gewebe zu stärken. Wenn er hingegen spürt, dass die Muskeln knotig, hart, zusammengezogen sind, wird er versuchen, die Tür durch langsame Gesten über einen längeren Zeitraum hinweg wieder zu öffnen.

Zum Zweiten geht es bei der Massage darum, die im Körper des Massierten fließende Energie zu »spüren«. Hierfür folgt man mit den Händen dem Verlauf der Meridiane in der Art, dass man den Energiefluss wahrnimmt. So kann man Ungleichgewichte durch direkte Einwirkung auf die Meridiane an sich und an bestimmten Punkten beseitigen.

Wenn man einen Meridian seinem Verlauf entsprechend massiert, regt man generell die darin fließende Energie an, während man sie in umgekehrter Richtung zerstreut. An den Akupunkturpunkten muss man ebenfalls anregen oder zerstreuen, je nachdem, ob man fühlt, dass der Bereich leer und kraftlos oder aber angefüllt und hart ist.

Diese Massage kann eine echte Therapie sein, um akute oder chronische Beschwerden zu lindern, oder einfach fürs Wohlbefinden und zur Gesundheitspflege angewendet werden.

Zur Linderung akuter Beschwerden müssen die Sitzungen ziemlich nah beieinander liegen, besonders zu Beginn (alle 3 bis 10 Tage). Bei chronischen Beschwerden muss die Anwendung alle 1 bis 3 Wochen stattfinden. Zur Gesundheitspflege ist eine Sitzung pro Monat ausreichend.

Shiatsu

Das aus der japanischen Tradition stammende Shiatsu steht den chinesischen medizinischen Auffassungen nahe.

Es ist eine sehr tiefgehende, manchmal sehr energische Form der Massage, die dazu dient, die Energiepunkte wieder durchgängig zu machen und den Lebensstrom durch den Körper zu erleichtern.

Die Massage wird mit den Händen, aber auch mit Fäusten, Ellenbogen oder sogar mit den Füßen durchgeführt.

Man nutzt sie entweder als Prävention oder auch um ein bestimmtes Problem zu behandeln, insbesondere Depressionen, Schlaflosigkeit, Müdigkeit, Haltungsschmerzen usw.

Energetische Massage

Ätherische Öle

Dabei handelt es sich um hochkonzentrierte und äußerst wirkungsvolle Pflanzenextrakte. Ätherische Öle enthalten die ganze heilende Kraft der Pflanzenwelt. Sie werden seit der Antike verwendet, helfen gegen körperliche und psychische Beschwerden und dienen zur Schönheitspflege. Aber Vorsicht: Ihre Anwendung ist sehr genau festgelegt, die vorgeschriebenen Dosen dürfen in keinem Fall überschritten werden.

Zur Herstellung von ätherischem Öl werden Pflanzen meist in ein Gefäß gegeben und in Wasserdampf eingeweicht. Dieser mit den flüchtigsten Bestandteilen der Pflanze angereicherte Dampf strömt dann in einen Destillierkolben, kondensiert und setzt sich an den Wänden ab. Diese Flüssigkeit, die sorgfältig aufgesammelt wird, ist das ätherische Öl. Der Großteil der Wirkstoffe der Pflanze befindet sich in ihrem ätherischen Öl, mit Ausnahme einiger Moleküle, die zu schwer sind, um vom Dampf aufgenommen zu werden.

Vorzugsweise Bio ...

Ein ätherisches Öl kann bis zu 200 unterschiedliche therapeutische Wirkstoffe enthalten, die bisweilen 100-mal konzentrierter sind als in der ursprünglichen Pflanze. Nicht alle Pflanzen ergeben allerdings ein ätherisches Öl. Diese Verarbeitung ist aromatischen Pflanzen (Thymian, Rosmarin, Lavendel...), Zitrusfrüchten (Öl aus der Schale von Orangen, Zitronen, Mandarinen...) und Heilpflanzen (Eukalyptus, Kiefer, Kamille...) vorbehalten. Ätherische Öle wirken antibiotisch. Je nach der ursprünglichen Pflanze haben sie noch weitere Vorzüge: schmerzstillend, stärkend, appetitanregend, auf den Kreislauf einwirkend und vieles mehr.

Ätherische Öle sind nicht alle gleich wirksam. Je reicher die ursprüngliche Pflanze an Wirkstoffen ist, desto konzentrierter ist ihr ätherisches Öl. Vorsicht auch bei Schadstoffen in der Essenz. Bevorzugen Sie deshalb ätherische Bio-Öle, die 100% rein und natürlich sind.

Die praktische Anwendung

Einige ätherische Öle sind reizend oder sogar giftig, wenn man sie in zu hoher Dosis einnimmt oder direkt mit der Haut in Kontakt bringt. Die vorgeschriebenen Dosen müssen deshalb ganz genau eingehalten werden.

Die Wirkstoffe in ätherischen Ölen dringen durch die Hautschranke und treten durch die zahlreichen Gefäße, die die Epidermis versorgen, in den Blutkreislauf ein. Man kann sie daher für Massagen, Einreibungen oder Bäder verwenden.

Um ein Öl zur Massage oder Einreibung zuzubereiten, gibt man einfach ätherisches Öl in ein Pflanzenöl (Süßmandel-, Weizenkeim-, Aprikosenkern-, Sesamöl usw.), vorzugsweise Bio. Wenn nichts anderes angegeben ist, zählen Sie 5 Tropfen auf einen Esslöffel.

Für ein Bad geben Sie 20 Tropfen ätherisches Öl in einen Esslöffel grobes Meersalz oder Milchpulver und geben die Mischung direkt unter den Wasserhahn ins laufende Wasser. So kann sich das Öl mit dem Wasser vermischen.

Seien Sie besonders vorsichtig bei der oralen Einnahme. Nehmen Sie nie mehr als 2 Tropfen ein, 3-mal täglich, in einem Löffel Honig oder etwas warmem Wasser.

Ätherische Öle

LITERATURVERZEICHNIS

1. BEURDELEY M., BATAILLE G., SCHIPPER K., TCHANG F. J., PIMPANEAU J., *Jeux des nuages et de la pluie*, Bibliothèque des Arts, 5. Auflage, Paris, 1979
2. CHANG J., *Das Tao der Liebe: Unterweisungen in altchinesischer Liebeskunst*, Rowohlt, Reinbek, 18. Auflage, 1978
3. CHANG S. T., *Das Tao der Sexualität*, Ariston, 2001
4. CHIA M., *Die multi-orgasmische Beziehung*, Goldmann, 2001
5. CYRULNIK B., *Les Nourritures affectives*, Odile Jacob, Paris, 1993
6. DE TONNAC J. P., *La Révolution asexuelle*, Albin Michel, Paris, 2006
7. DOUGLAS N., SLINGER P., *Das große Buch des Tantra: Sexuelle Geheimnisse und die Alchemie der Ekstase*, Ariston, 2004
8. FITREMANN J. M., *ABC de la sexualité*, Grancher, Paris, 2002
9. FLAUMENBAUM D., *Femme désirée, femme désirante*, Payot, Paris, 2006
10. FROMM E., *Die Kunst des Liebens*, Ullstein Tb, 1. Auflage, Mai 2005
11. HSI L., *Les Enseignements sexuels du Dragon de jade*, Guy Trédaniel Editeur, Paris, 2002
12. ISHIHARA A., LEVY H. S., *The Tao of Sex*, General Printing Co. Ltd., Yokohama, 1968
13. JOHNSON J. A., *L'Essence des arts martiaux internes*, Chariot d'Or, Kap. 19, S. 229-283
14. LIAO Y. L., *L'Art d'aimer dans l'alcôve*, Ed. La Martinièrel, Paris, Dezember 2007
15. MUSSAT M., LEUNG K. P., *Sou Nu Jing: Le merveilleux traité de la sexualité chinoise*, Médicis, Paris, 2003
16. REID D. P., *Das chinesische Gesundheitsbuch*, Econ Tb, September 2002
17. REQUENA Y., *Acupuncture et psychologie*, Maloine, Paris, 1982
18. REQUENA Y., *Guide pratique des moxas chinois*, Grasset, Paris, 1986
19. REQUENA Y., *Le Qi Gong anti-âge*, Guy Trédaniel Editeur, Paris, Oktober 2007
20. REQUENA Y., *Les Mouvements du bonheur*, Guy Trédaniel Editeur, Paris, 2005
21. REQUENA Y., BORREL M., *Le Guide du bien-être selon la médecine chinoise*, Guy Trédaniel Editeur, Paris, 2000
22. REQUENA Y., BORREL M., *Soigner la dépression par la médecine chinoise*, Guy Trédaniel Editeur, Paris, 2006
23. REQUENA Y., *Le massage du Ciel antérieur*, Guy Trédaniel Editeur, Paris, 2006
24. REYNAUD M., *L'Amour est une drogue douce... en général*, Robert Lafont, Paris, 2005
25. RUSSEL S., KOLB J., *Das Tao der sexuellen Massage*, Nietsch, 1. Auflage, September 2005
26. VINCENT J. D., *Le Coeur des autres*, Odile Jacob, Paris, 2003

ABBILDUNGEN

■ © Fotos: *Gilbert Falissard*
Laurent Vella, Aleksander Nordaas, Zsolt Nyulaszi / fotolia – Azoé (ambiance)
■ Demonstration Qi Gong: *Sophie Lamarre, Roland Combes*
■ © Pflanzenaquarelle: *Soazig* Héaulme
■ © Abbildungen
S. 13: *»Dans le jardin sur le banc de pierre«*. Seidenmalerei aus einem Album der K'ang-hi-Epoche (1662-1722). Collection C. T. Loo, Paris.
S. 39, 61, 81, 91, 95, 96, 102, 107, 110: Originalzeichnungen von Nik Douglas und Penny Slinger auf Grundlage chinesischer Prägestempel. Das große Buch des Tantra: Sexuelle Geheimnisse und die Alchemie der Ekstase, Ariston, 2004.
Umschlag und S. 39: *Kalligrafie Liao Yi Lin.*

KONTAKT

Autoren
■ m.borrel@wanadoo.fr
■ info@yves-requena.com
■ www.yves-requena.com

Schulungen und Praktika
- Das Lebensprinzip durch die Beherrschung der Sexualität nähren
- Genießen und lange leben
■ www.ieqg.com
■ www.iiqg.com

Weiterführende Informationen zu
Büchern, Autoren und den Aktivitäten
des Silberschnur Verlages erhalten Sie unter:
www.silberschnur.de oder durch
die Zusendung der beiliegenden *Postkarte*.

Ihr Interesse wird belohnt!

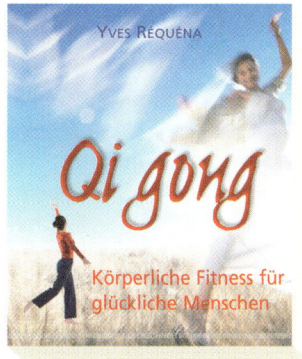

Yves Réquena

QI GONG

Körperliche Fitness für glückliche Menschen

Was in China bereits seit langem zu den Kulturschätzen zählt, tritt nun auch seinen Siegeszug in Europa an: Qi Gong – diese einfache und doch so effektive Technik, die Körperbewegungen mit Atemtechniken kombiniert und uns ein Leben voller Vitalität garantiert.

Schlagen Sie dieses Buch auf, und entdecken Sie, wie Qi Gong Sie dabei unterstützen kann, Ihren Alltag besser zu meistern, bei der Arbeit mehr zu leisten, schöner zu tanzen, kreativer zu sein, Ihre Gesundheit zu stärken, Ihre Figur zu verändern, Ihre Sinne zu wecken ...

Entdecken auch Sie Qi Gong – die „Gymnastik der glücklichen Menschen"!

144 Seiten, farbig, broschiert mit Klappe · € [D] 22,00 · ISBN 978-3-89845-127-7

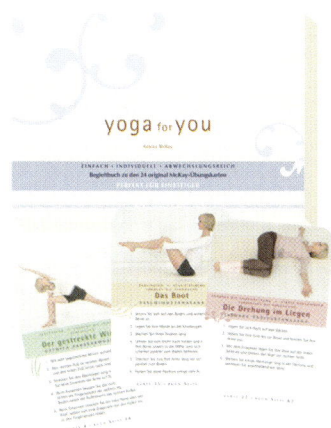

Annika McKay

Yoga for You – Perfekt für Einsteiger

Mit den original McKay-Übungskarten

Einfach – abwechslungsreich – individuell! Mit der Buchreihe YOGA for YOU und den original McKay-Übungskarten werden viele interessierte Menschen die wohltuenden Möglichkeiten moderner Yoga-Techniken sehr praxisnah kennen lernen. Speziell für das Üben zu Hause wurden die Übungskarten entwickelt, mit denen sich jeder seine ganz individuellen Trainingsprogramme zusammenstellen kann. Kein lästiges Blättern in Büchern während der Übungssequenz, sondern einfach vor Beginn die gewünschte Übungsfolge zusammenstellen, die entsprechenden Karten auswählen und ohne Unterbrechung entspannt die gesamte Übungssequenz harmonisch durchführen. Yoga tut einfach gut!

24 Karten mit 100 Seiten Begleitbuch · € (D) 22,00 · ISBN 978-3-89845-137-6

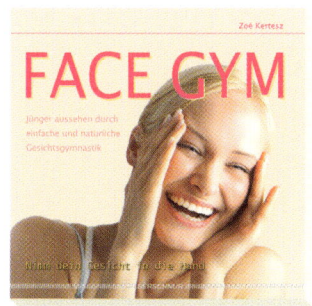

Zoé Kertesz

Face Gym

Jünger aussehen durch einfache und natürliche Gesichtsgymnastik

Doppelkinn, Krähenfüße, Hängebacken… verschwinden.
Sie brauchen nur Ihr Gesicht richtig in die Hand zu nehmen!
Haben Sie noch Zweifel? Verziehen Sie das Gesicht, und rümpfen Sie die Nase? Dann sind Sie schon mitten im Training.

Dieses Buch zeigt Ihnen mit einfachen und wirkungsvollen Übungen, wie Sie ohne Schönheitschirurgie die Elastizität, die Besonderheiten und die Form Ihres Gesichts bewahren können. Behandeln Sie Ihr Gesicht nicht schlechter als den Rest Ihres Körpers. Soll es doch ruhig auch ein bisschen Face Gym machen, um seine natürliche Ausdruckskraft und jugendliche Frische zu bewahren!

136 Seiten, broschiert mit Klappe · € [D] 17,90 · ISBN 978-3-89845-240-3

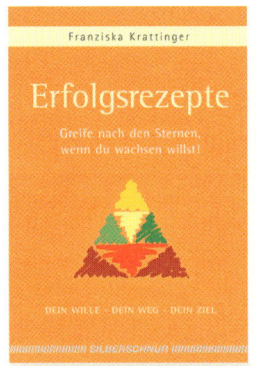

Franziska Krattinger

Erfolgsrezepte

Greife nach den Sternen, wenn du wachsen willst!

Menschen leben in ihren Gewohnheiten, und sie wiederholen sich ständig. Um seine Gewohnheiten, die allein aus fixiertem Denken entstehen, zu ändern, muss der Mensch zuerst auf andere Gedanken kommen. Denn andere Gedanken bringen neue Vorstellungen und neue Vorstellungen bringen neue Lebenssituationen. Die richtige Einstellung macht jeden Menschen zum Gewinner! Franziska Krattinger hilft den Menschen, auf andere Gedanken zu kommen und so ihr Leben mit wahrer Freude, tiefer Liebe und verstärktem Bewusstsein dauerhaft zu verändern um sich so den Weg durch den Alltag zu erleichtern.

160 Seiten, broschiert · € [D] 9,90 · ISBN 978-3-89845-054-6

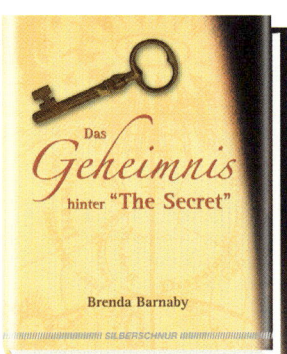

Brenda Barnaby

Das Geheimnis hinter "The Secret"

Alle Geheimschlüssel der populären Botschaft, die Rhonda Byrne in ihrem Werk "The Secret – Das Geheimnis" verkündet, werden hier enthüllt, um jedem von uns Zugang zu seinem eigenen Weg zu vermitteln. Daneben enthält dieses Werk eine Sammlung von Tipps und Methoden zur Persönlichkeitsentwicklung, die von den bedeutendsten Experten unserer Zeit auf dem Gebiet des Positiven Denkens stammen. Sie halten hiermit zweifelsohne ein Buch von unschätzbarem Wert in Händen, das Ihr Leben verändern kann, wenn Sie bereit sind für ein Leben voller Erfolg, Wohlstand, Gesundheit und Harmonie.

184 Seiten, gebunden · € [D] 17,90 · ISBN 978-3-89845-242-7

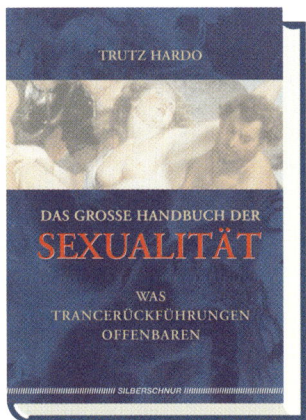

Trutz Hardo

Das große Handbuch der Sexualität

Was Trancerückführungen offenbaren

Dieses Buch wird die ganze bisherige Sexologie und Psychotherapie fundamental beeinflussen. Denn der Autor stellt in überzeugender Art dar, dass sexuelle Verhaltensweisen und Störungen in den meisten Fällen eindeutig auf Geschehnisse aus früheren Leben zurückzuführen sind. Anhand von 47 Fallgeschichten werden die Ursachen sexueller Störungen in früheren Leben nachgewiesen und ihre Heilerfolge durch die Reinkarnationstherapie erläutert. Abgeschlossen wird dieses Buch mit einem umfassenden Lexikon der Sexualität in Bezug auf die Reinkarnation. – Dieses Buch wird unser Wissen über Sexualität grundlegend verändern!

576 Seiten, gebunden · € [D] 34,90 · ISBN 978-3-89845-074-4

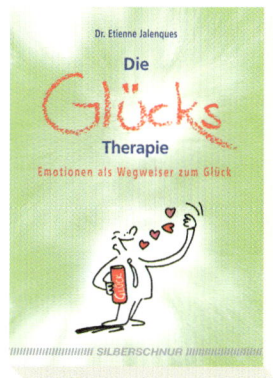

Dr. Etienne Jalenques

Die Glückstherapie

Emotionen als Wegweiser zum Glück

Ziel: Glück. In diesem Buch: keine Wunderrezepte, sondern ein Leitfaden, um dieses „gewisse Etwas" zu entdecken, das jeden von uns belebt und es uns ermöglicht, unsere Blockaden und Hemmungen zu überwinden. – Die Glückstherapie ist die Bilanz aus mehr als 15 Jahren der praktischen Analyse des Gefühlslebens der Menschen – Erfahrungswerte, die der Mediziner und Psychiater Etienne Jalenques im Laufe seiner langjährigen erfolgreichen Praxis gesammelt hat und die Ihnen bewährte Lösungen und Methoden vorstellen, die all jene interessieren dürften, die sich tatsächlich mit Beziehungsproblemen beschäftigen wollen – um endlich zu dauerhaftem Glück zu finden…

336 Seiten, broschiert mit Klappe · € [D] 16,90 · ISBN 978-3-89845-203-8

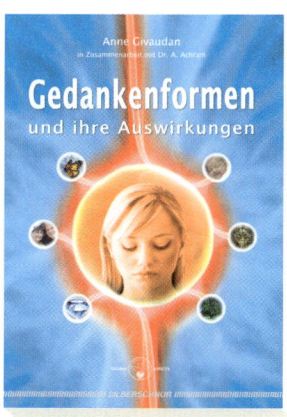

Anne Givaudan & Dr. Antoine Achram

Gedankenformen und ihre Auswirkungen

Eines der revolutionärsten Bücher zum Thema Gedankenkraft! Die Autorin macht eindringlich klar, wie eine Gedankenform funktioniert, wie sie entsteht und wie sie wirkt, insbesondere aber, wie wir ihren Einfluss auf uns mindern können.
Gedankenformen können uns ersticken oder uns dynamisieren - sie erkennen und sich ihrer Rolle bewusst zu werden, das ist der erste Schritt zu einer wahren "Transformation"; diesen Schritt nun erleichtert dieses Buch mit seinen umfassenden und doch verständlichen Erläuterungen.

208 Seiten, mit 8 farbigen Seiten, broschiert · € [D] 14,90 · ISBN 978-3-89845-237-3

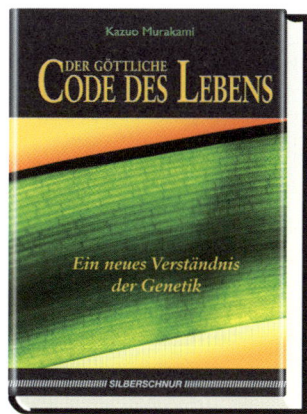

Kazuo Murakami

Der göttliche Code des Lebens

Ein neues Verständnis der Genetik

Dieses in viele Sprachen übersetzte Buch ist einer der besten Beiträge zur Frage der Interaktion zwischen Genen, Umwelt und Bewusstsein. Der japanische Biowissenschaftler Murakami geht der Frage nach, ob positive Gefühle Gene aktivieren können oder, anders ausgedrückt, ob der Geist etwas mit dem körperlichen Wohlbefinden zu tun hat.
Glück, Freude, Inspiration oder Dankbarkeit können nützliche Gene aktivieren - das ist das Ergebnis der Forschungen dieses Genetikers, der seine Erkenntnisse in diesem Buch in klarer und allgemeinverständlicher Form darlegt - und so endlich der weit verbreiteten These, das Schicksal sei bereits im Genom festgelegt, eine deutliche Absage erteilt.

152 Seiten, gebunden · € [D] 14,90 · ISBN 978-3-89845-226-7

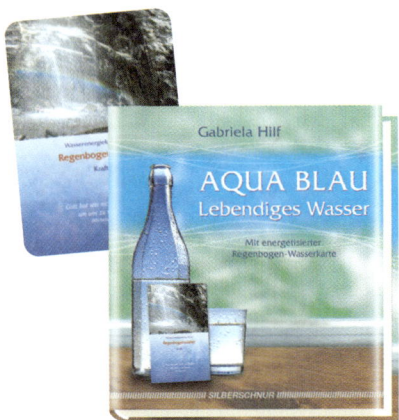

Gabriela Hilf

Aqua Blau – Lebendiges Wasser

Mit energetisierter Regenbogen-Wasserkarte

Wasser als Energiespeicher ist spätestens seit Masuru Emotos Forschungen vielen ein Begriff, und auch nahezu jeder weiß, wie wichtig es ist, seinem Körper nur hochwertiges Wasser mit harmonischer Ladung zuzuführen. – Dem steht nun nichts mehr im Weg, denn Gabriela Hilf stellt in ihrem neuen Buch nicht nur eindrucksvoll vor, welch tief greifende Rolle Wasser als Balsam für Körper und Seele in unserem täglichen Leben spielt, sondern hat auch spezielle Wasser-Energie-Karten mit inliegendem Chip entwickelt, mit deren Hilfe selbst Leitungswasser zu Heilwasser umgewandelt werden kann ... Eine energetisierte Regenbogen-Energie-Karte liegt jedem Buch bei.

128 Seiten, gebunden mit beiliegender Regenbogen-Wasserkarte
€ [D] 17,90 · ISBN 978-3-89845-246-5

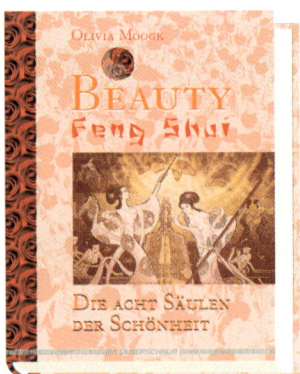

Olivia Moogk

Beauty-Feng Shui

Die acht Säulen der Schönheit

Die Autorin, die in China studierte und seit über einem Jahrzehnt die Wissenschaft des Feng Shui lehrt, nimmt Sie mit auf eine Reise ins Beauty-Reich. Als Feng-Shui-Expertin berät sie Firmen und Privatleute rund um den Globus und hat 1998 die »International Feng Shui Research Association« gegründet. In diesem einmaligen Buch zeigt sie, wie die alte chinesische Wissenschaft mit ihren kaiserlichen Verjüngungsübungen, wohltuenden Tee-Kuren, Duftessenz-Bädern, schönen Farben und wohltuenden Formen auch das individuelle Aussehen fördern kann. Ob Kosmetikerinnen, Ernährungsberater, Innenarchitekten, Dekorateure, Landschaftsgestalter, Psychologen oder Menschen in Gesundheitsberufen, alle werden für sich und ihre Klientel aus dem Wissensschatz dieses Buches schöpfen können.

136 Seiten, gebunden vierfarbig · € [D] 24,90 · ISBN 978-3-931-652-70-8

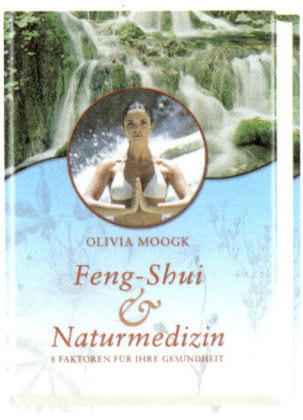

Olivia Moogk

Feng Shui & Naturmedizin

8 Faktoren für Ihre Gesundheit

Das Buch zu einem neuen Gesundheitsverständnis! Hilfe können Sie erwarten: für das Herz-Kreislauf- und Gefäßsystem, für Kopf und Gelenke, den Menstruationszyklus oder einen besseren Schlaf. Die Autorin zeigt auf, wie man mit Qi umgeht, Stress abbaut, das Immunsystem stärkt, geistigen und körperlichen Ballast abwirft, Krankheiten heilt, die Regeneration fördert und schließlich ein »Better-Aging« betreibt. Die Methoden hierzu kommen gleichermaßen aus dem Bereich des Feng Shui wie aus der Naturmedizin selbst. Schritt für Schritt wird der Leser neue Möglichkeiten entdecken, sich eines besseren und gesünderen Lebens zu erfreuen...

192 Seiten, durchgehend 4-farbig, gebunden · € [D] 29,90 · ISBN 978-3-89845-197-0